学龄前儿童膳食营养指导手册

◎唐振闯 等 著

中国农业科学技术出版社

图书在版编目（CIP）数据

学龄前儿童膳食营养指导手册/ 唐振闯等著 . ——北京：中国农业科学技术出版社，2021.12（2022.3 重印）

ISBN 978-7-5116-5593-6

Ⅰ.①学… Ⅱ.①唐… Ⅲ.①学前儿童-膳食营养-手册 Ⅳ.①R153.2-62

中国版本图书馆 CIP 数据核字（2021）第 245937 号

责任编辑	崔改泵
责任校对	李向荣
责任印制	姜义伟　王思文

出 版 者	中国农业科学技术出版社
	北京市中关村南大街 12 号　邮编：100081
电　　话	(010)82109194(编辑室)　　(010)82109702(发行部)
	(010)82109709(读者服务部)
传　　真	(010)82109698
网　　址	http://www.castp.cn
经 销 者	各地新华书店
印 刷 者	北京建宏印刷有限公司
开　　本	148 mm×210 mm　1/32
印　　张	4.5
字　　数	120 千字
版　　次	2021 年 12 月第 1 版　2022 年 3 月第 2 次印刷
定　　价	30.00 元

《学龄前儿童膳食营养指导手册》
著作人员名单

主　著　唐振闯　农业农村部食物与营养发展研究所

著　者（按姓氏拼音排名）

程广燕　农业农村部食物与营养发展研究所

韩宗勇　青岛大学附属青岛妇女儿童医院

胡　南　航天中心医院

何贤松　临海市疾病预防控制中心

朴　玮　中国疾病预防控制中心营养与健康所

柳静怡　联合国世界粮食计划署

夏　娟　首都医科大学

杨　春　首都医科大学

张　娜　北京大学公共卫生学院

张立琴　青岛大学附属青岛妇女儿童医院

前　　言

　　学龄前儿童是指尚未达到入学年龄的儿童。从世界范围看，各国对儿童入学年龄的规定各有不同，一般为 5 周岁或 6 周岁。因此，学龄前儿童的年龄界限也不尽相同。在我国，一般来讲 3~6 岁是儿童正式进入学校之前的准备阶段。这一时期儿童所接受的教育属于儿童启蒙教育，对他们一生的学习及获得知识的能力、劳动技能的水平都极为重要。因此，有条件的家庭都应该把孩子送进幼儿园去接受系统的启蒙教育，并使其从家庭或托儿所转入集体、伙伴生活。在学龄前期所接受的启蒙教育的程度，直接影响着儿童一生的生活方式、学习劳动能力，所以这一时期是人的一生中最重要的受教育的时期。不合理饮食可能引发多种慢性疾病，在全球范围内造成极大的健康负担和经济负担。通过各种教育途径，使全体国民养成优良的饮食习惯是食育的基本内容，食育强调"从娃娃抓起"，在幼儿阶段推进以营养知识普及和良好饮食习惯培养为主体的教育非常必要。

　　营养与健康状况是反映一个国家或地区经济与社会发展水平、卫生保健水平和人口素质的重要指标，而国民素质影响到国家的发展和国际竞争力。学龄前儿童正处于生长发育的关键时期，其身心健康更将关系到中华民族整体素质的提升和国家的长远发展。同时，学龄前儿童的营养状况，不仅对其目前生长发育产生重要影响，同时还会影响其成年后身体健康状况。随着国民经济的持续快速发展，人民生活水平不断提高，我国学龄前儿童膳食营养状况也有了明显改善。但由于不同地区自然条件、社会环境的差异和经济发展的不均衡，加之膳食结构和生活方式的变化，目前学龄前儿童正面临着营养不足和营养失衡的双重挑战。一方面，学龄前儿童营养不良情况依然存在，特别是西部地区尤为严重；另一方面，城市学龄前儿童肥胖现象呈现快速上升的趋势。这不仅影响学龄前儿童的健康发育，同时也给社会带来了沉重负担。学龄前儿童膳食营养问题正在发展成为影响国民素质和社会发展的重要公共卫生问题。

营养不良不仅严重阻碍学龄前儿童的身体发育和智力发育，降低学龄前儿童的学习能力；更重要的是，学龄前儿童营养不良将严重影响后期人力资本发展，阻碍智力发育及劳动生产力的提高。研究表明，儿童时期，蛋白质-能量营养不良可使智商（IQ）降低15分，可导致成年劳动生产力降低2%～6%；儿童铁缺乏可使认知测验分低0.5标准差，成年后每小时收入减少4%；母亲碘缺乏的学龄前儿童成年后劳动生产率下降10%。儿童营养不良不仅影响个人正常发育和发展，还会带来沉重社会经济负担。联合国儿童基金会的报告指出，维生素和矿物质缺乏所造成的经济损失，相当于5%以上的国民生产总值。此外，儿童营养不良还会降低学龄前儿童免疫力，增加感染疾病的风险，而且饥饿和营养不良引起的短期或长期认知、身体、心理的危害是不可逆的。还有研究表明，儿童营养不良与其成年后心血管疾病、糖尿病等多种慢性疾病密切相关。儿童肥胖除引发糖尿病、脂肪肝、胆囊疾病、高血压、睡眠呼吸暂停综合征以及心理疾病等很多健康问题外，还会增加经济负担，并且有70%的青春期肥胖儿童成年后仍然肥胖，这将进一步加重社会卫生负担和经济负担。因此，及早筛查和预防儿童营养健康危险因素，精准定位儿童营养目标群体，并采取相应干预措施至关重要。造成学龄前儿童营养不良的因素是多方面的。从微观层面看，学龄前儿童营养不良固然与其自身所处的生长发育特殊阶段、学龄前儿童自身的认知能力、信念、行为和习惯有关，但是家庭和学校所提供的膳食结构的合理性、富含营养食品的可获得性、父母的哺育方式、家庭和学校的习惯和规则对学龄前儿童营养有着更直接和重要的影响。从宏观层面看，一个国家总体的经济收入水平、财政支出的结构和方向、与营养相关的政策安排以及文化传统等，都会影响家庭和学校对学龄前儿童营养问题的关注和努力，从而影响学龄前儿童最终的营养结果。

国际经验表明，营养改善与营养宣教要从娃娃抓起，从小培养孩子健康饮食的习惯终身受益。学龄前是味觉形成的敏感期和饮食行为习惯养成的关键期。7岁以后，人的饮食习惯及饮食好恶基本形成，很难改变。因此，在学龄前养成好的饮食行为习惯不仅可改善和促进其当前的营养状况，且有助于其成年后保持健康饮食行为方式，减少因饮食不良带来的慢性病，从而对其一生的健康产生重要而深远的影响。相关研究表明，幼儿健康饮食行为的养成不仅关系到幼儿身体健康，而且还关系到其性格的形成。美国的研究指出，一个人在幼年时期接受的食物种类越多，其成年后性格的包容度就越大。因此平衡膳食的益处已不仅局限于促进幼儿的生长发育，更有着更为广泛和深刻的意义。

不同的国家针对自身所面临的学龄前儿童营养问题出台了种类繁多的法律法规和相关的政策，在不同层面来实施营养干预，以减少本国和本地区学龄前儿童的营养不良问题，这些干预包括家庭层面、学校层面、社区层面以及三者综合的大社区层面。因此，开展学龄前儿童膳食营养指导不仅是改善当下儿童营养状况和促进儿童健康成长的重要举措，更是提高我国国民未来健康素质，减少成年后健康负担的最佳措施之一。

著　者

2021 年 10 月

目　　录

第一章 学龄前儿童营养学基础

第一节 能量

能量是一切生命体的原动力，生命体的新陈代谢就是一个能量利用与转化的过程。在物质代谢过程中所伴随的能量释放、转移和利用，构成了整个能量代谢过程，是生命活动的基本特征之一。有关能量代谢的研究，可以追溯到 1669 年出版的《土质物理》（Physica Subterranea）一书。该书作者，德国化学家贝歇尔（Becher，1635—1682）认为各种物质都是由"油土""汞土""石土"组成。后来，普鲁士王的御医斯塔尔（Stahl，1660—1734）在他的《化学基础》一书中进一步发展了贝歇尔的理论，将"油土"改名为"燃素"，从而成为了"燃素说"的创始者。然后随着科学技术的进步和人们对能量认识的逐步深入，直到 19 世纪，德国生理学家 Voit C. Von.（1831—1908）精确测量了哺乳动物（包括人）机体总的新陈代谢（可观测的所有身体新陈代谢过程的总和），促进了关于代谢的生理学研究，并为现代营养学打下基础。20 世纪 80 年代，能量代谢研究的重要进步是"双标记水"技术的应用，Schoeller 采用 $^{18}O-^{2}H$ 标记水首次精确测定了人体自由活动时的能量消耗。

一、产能营养素

营养素可分为五类：碳水化合物、脂类、蛋白质、矿物质和维生素，有些书中也将水归为第六类营养素。其中碳水化合物、脂类、蛋白质可以经过机体氧化过程释放能量。因此，称之为产能营养素。

（一）碳水化合物

在中国人的膳食模式中，碳水化合物是机体重要的能量来源。一般来说，普通中国人的能量需要量大约 70% 是由碳水化合物所提供的。从食物中摄取的碳水化合物经过消化过程转化为葡萄糖等成分被机体所吸收。其中一部分以糖原的形式储存在肝脏和肌肉中，用来维持血糖的稳定和骨骼肌在紧急状态下的需要。由于组织和细胞内储存糖原的能力很低，为了满足自身新陈代谢和各种生理功能的需要，就需要不停地从血液中摄取和利用通过易化扩散的方式进入组织和细胞的葡萄糖。肝脏还具备将非糖物质如丙酮酸、乳糖、甘油和某些氨基酸等合成葡萄糖或者糖原的功能，称作糖异生作用。由于肝糖原储存量不大，又在剧烈运动或者饥饿时消耗很快，因此糖异生作用对于保持肝脏糖原的储备具有重要的意义。

碳水化合物产生能量有两个途径：有氧氧化和无氧酵解。在氧的供给充足时，碳水化合物可以充分氧化分解成水和二氧化碳，释放出能量，称为有氧氧化途径。而在氧供给不足时，葡萄糖只分解到乳酸阶段，而释放较少的能量，其能量释放量仅为有氧氧化过程的 1/18，这个过程称为无氧酵解途径。

还应注意的是，如果碳水化合物摄入过多，远远超过机体的消耗时，体内的转化机制可以将碳水化合物转换成脂肪储存起来。也就是说，摄入过量的碳水化合物也是引起肥胖的原因之一。

（二）脂肪

脂肪是体内脂质成分之一，是储存脂质的主要成分，占储存脂质的98%左右，也称为甘油三酯或者中性脂肪。其来源一部分为外源性脂肪通过食物摄取，另一部分为内源性脂肪可以通过碳水化合物和氨基酸转化而来。可以说，脂肪是体内各种能源物质的主要储存形式，人体绝大部分的脂肪都储存在皮下组织、内脏器官周围、胃肠系膜和肌肉间隙等处。在通常情况下，当人体摄入的能量物质多于身体需要时，机体就会将富余的能量以脂肪的形式储存起来，导致体脂含量增加，体重上升；相反，当能量的消耗大于能量摄入量的时候，储存的脂肪就会被消耗，导致体脂含量下降，体重降低。成年男性的体脂含量一般在10%~20%，女性较男性略高一些。

在机体需要供能时，储存的脂肪可以迅速分解成甘油和脂肪酸，通过血液系统运送到各个组织器官和细胞得以利用。在三大功能物质中，脂肪相比其他两种物质（即碳水化合物和蛋白质），其单位质量在体内发生氧化供能反应时所释放的能量更多，大约是碳水化合物或蛋白质的两倍。因此，正常情况下人体所消耗的能量有40%~50%来源于脂肪，但是在短期饥饿时，则主要由体内储存的脂肪供给能量。脂肪除了可以分解成脂肪酸直接组织器官利用外，还可以在肝脏中转化成丙酮酸，再供给某些组织利用。如心肌和骨骼肌可利用脂肪酸和酮体产生能量，脑组织在饥饿的时候也可以利用酮体。另外要注意的是，脂肪与碳水化合物不同，它不能在无氧的条件下供给能量。

（三）蛋白质

在机体的蛋白质代谢中，主要是利用氨基酸的分解和代谢，来合成细胞成分，或者合成酶、激素等生物活性物质，而蛋白质的供能作用是其次要功能，仅能提供10%~15%的能量。体内的氨基酸来源，一是通过食物中蛋白质的消化，经小肠吸收入血；二是在新陈代谢过程中，体内组织、细胞的蛋白质分解所产生的氨基酸。氨基酸通过肽键按照一定顺序结合在一起，经过几级结构的空间折叠，形成具有一定生物学功能的蛋白质。在机体长期供能不足或者能量消耗过大，且体内储存的糖原和脂肪过度消耗时，体内的组织蛋白质就会被分解产生氨基酸用来供应能量，维持身体机能的运行。其基本过程是，氨基酸在体内经过脱氨作用或氨基转换作用，分解为非氮成分和氨基。其中非氮成分（α-酮酸）可以氧化供能，氨基则经过处理后主要由肾脏排出体外。蛋白质氧化产生的能量与同等质量的碳水化合物产生的能量相当。从蛋白质的动员供能来看，如果体内由于某些原因导致大量的蛋白质被分解代谢用于供能。但从氨基酸中分解出的氨是有毒物质，特别是对脑组织，血液中1%的氨就会引起神经中毒。氨的排泄方式因种属的不同有很大差异。在人类，氨主要通过肝脏中的一系列酶的催化，形成尿素。尿素再通过血流汇集到肾脏，随尿液排出体外。过度节食而使蛋白质分解供能的危害也就在于此，会增加自身的肝肾负担，由此可能带来严重的身体伤害。

二、食物在体内产生能量

由于反应过程和最终产物的不同，产能营养素的体外燃烧和体内分解产能，其产生的能量的速度和量也不尽相同。体外燃烧是在氧的作用下完成，化学反应强烈，能量释放集中，瞬时产生大量光和热。体内氧化反应是在酶的作用下缓慢进行，能量逐渐释放。根据"弹式热量计"的测定结果，经过体外燃烧后的 1 g 碳水化合物平均产生的能量为 17.15 kJ（4.1 kcal）；1 g 脂肪平均产生的能量为 39.54 kJ（9.45 kcal）；1 g 蛋白质平均产生的能量为 23.64 kJ（5.65 kcal）。体内氧化时，碳水化合物和脂肪的终产物均为水和二氧化碳，与其体外燃烧时得到终产物相同，因此所产生的能量也相同。蛋白质在体内氧化的终产物为水、二氧化碳、尿素、肌酐及其他含氮有机物，而体外燃烧的终产物则为水、二氧化碳、氨和氮等。可以看到，蛋白质在体内的氧化相比体外燃烧并不完全。如果将蛋白质体内氧化产物继续进行体外燃烧，还可以继续产生 5.44 kJ（1.3 kcal）的热量。因此，如果使用"弹式热量计"的体外燃烧试验进行推算，产能营养素在体内通过氧化反应所产生的能量应为：1 g 碳水化合物平均产生的能量为 17.15 kJ（4.1 kcal）；1 g 脂肪平均产生的能量为 39.54 kJ（9.45 kcal）；1 g 蛋白质平均产生的能量为 23.64 kJ－5.44 kJ＝18.2 kJ（4.35 kcal）。

除此之外，食物中营养素的吸收率也是需要考虑的重要因素。一般认为，混合食物中碳水化合物的吸收率为98%，脂肪的吸收率为95%，蛋白质的吸收率为92%。据此，所摄入的产能营养素实际在体内产生的能量为：

1 g 碳水化合物：17.15 kJ×98%＝16.81 kJ（4.0 kcal）

1 g 脂肪：39.54 kJ×95%＝37.56 kJ（9.0 kcal）

1 g 蛋白质：18.2 kJ×92%＝16.74 kJ（4.0 kcal）

第二节 碳水化合物

碳水化合物名称的由来是由于其分子中含有一定比例的 C、H、O 元素，并且 H 和 O 的比例恰好与水分子中 H 和 O 原子的比例相同，为 2:1，可以用分子通式 $C_x(H_2O)_y$ 表示，好像碳和水的化合物。虽然，随着认识的深入，有些非糖类物质如甲醛 $C_1(H_2O)_1$、乙酸 $C_2(H_2O)_2$ 等也可以用 $C_x(H_2O)_y$ 表示，另外还发现一些碳水化合物还有除 C、H、O 元素外的其他元素，如硫或氮等，但是出于"碳水化合物"的使用习惯和广泛的接受度，目前仍然沿用"碳水化合物"一词。碳水化合物根据化学、生理和营养学等方面的考虑分为糖、寡糖和多糖，寡糖和多糖又称聚糖。

一、糖

糖包括单糖、二糖和糖醇

单糖 单糖是最简单的糖，通常情况下不能再被直接水解为分子更小的糖。每个单糖分子中含有3~9个碳原子。按照碳原子的数目，可分为丙糖、丁糖、戊糖、己糖、庚糖、辛糖和壬糖，其中己糖和戊糖在自然界中分布最广，含量最多。单糖也是组成寡糖和多糖的基本结构单位。具有醛基的单糖称为醛糖，而具有酮基的单糖称为酮糖。

二糖 由两个相同或不相同的单糖分子通过糖苷键缩合而成。自然界中最常见的二糖是蔗糖和乳糖。蔗糖俗称食糖，并广泛存在于光合植物中，其主要来源为甘蔗、甜菜和糖枫。经过酸或者蔗糖酶的作用，1分子的蔗糖可以水解成1分子D-葡萄糖和1分子D-果糖。乳糖几乎存在于所有哺乳动物的乳汁中，含量约为5%。1分子的乳糖经β-半乳糖苷酶作用，其β-1,4-糖苷键断裂，水解为1分子D-半乳糖和1分子D-葡萄糖。人体消化液中就含有乳糖酶，可将乳糖水解成单糖进一步消化。乳糖作为乳汁的主要成分，是婴儿的糖类营养的主要来源。乳糖不耐受是由于乳糖酶分泌少，不能完全消化分解乳汁中的乳糖，部分乳糖被结肠菌群酵解成乳酸、氢气、甲烷和二氧化碳。乳酸刺激肠壁，增加肠蠕动而出现腹泻。二氧化碳在肠道内产生胀气和增加肠蠕动，使儿童表现不安，偶尔还可能诱发肠痉挛出现肠绞痛。

糖醇 糖醇是单糖的重要衍生物。单糖经催化氢化及硼氢化钠还原为相应的多元醇。糖醇虽然不是糖，但具有某些糖的属性。

用糖醇制取的甜味食品称无糖食品，糖醇因不被口腔中的微生物利用，不使口腔 pH 值降低，所以不腐蚀牙齿，是防龋齿的好材料。木糖醇是存在于多种水果、蔬菜中的五碳醇，其甜度与蔗糖相等。工业上可通过氢化木糖制得。木糖醇在人体中的代谢不受胰岛素调节，因此常作为甜味剂用于糖尿病人食品和许多药品成分中。

二、寡糖

寡糖又称低聚糖，FAO 专家建议将由 3~9 个单糖分子通过糖苷键构成的聚合物定义为寡糖，有些书中也将聚合单糖数量定义为 2~20 个。其甜度通常只有蔗糖的 30%~60%。

低聚果糖　又称为寡果糖或蔗果三糖族低聚糖，是蔗糖分子上的果糖残基通过 β-2,1-糖苷键与 1~3 个果糖结合生成的蔗果三糖、蔗果四糖和蔗果五糖等的混合物。低聚果糖主要存在于日常食用的蔬菜、水果中，如洋葱、大蒜、香蕉。低聚果糖难以被人体消化吸收，被认为是一种水溶性膳食纤维，但是对肠道中有益菌群如双歧杆菌、乳酸杆菌等有选择性增殖作用，使有益菌群在肠道中占有优势，抑制有害菌的生长。另外，低聚果糖不能被突变链球菌作为发酵底物生成不溶性葡聚糖，不给口腔微生物提供沉淀、产酸、腐蚀的场所，因此可作为防龋齿甜味剂使用。

大豆低聚糖　大豆低聚糖是存在于大豆中的可溶性糖的总称，主要包括水苏糖、棉子糖和蔗糖。除大豆外，豇豆、扁豆、豌豆、绿豆和花生中均含有大豆低聚糖。其甜度约为蔗糖的 70%，但能量仅为蔗糖的 50% 左右。大豆低聚糖在人体内也不会被消化吸收，只有存在于肠道内的双歧杆菌才能利用它，是双歧杆菌的增殖因子，而几乎不能被其他有害菌利用，因此可以改善肠道细菌群结构。作为功能性食品的基本原料，应用于清凉饮料、酸奶、乳酸菌饮料、冰激凌、面包、糕点、糖果和巧克力等食品中。

三、多糖

多糖是由大于或等于 10 个单糖分子脱水缩合并借糖苷键彼此连接而成的高分子聚合物，在酶或酸的作用下，可最终水解成单糖。多糖可分为淀粉和非淀粉多糖。

（一）淀粉

淀粉包括直链淀粉、支链淀粉、改性淀粉、抗性淀粉和糖原。直链淀粉是 D-葡萄糖基以 $\alpha-1,4$ 糖苷键连接的多糖链，在热水中可以溶解，与碘产生蓝色反应，易 "老化" 的特点使其形成难以消化的抗性淀粉。在天然食品中，直链淀粉含量一般占总淀粉成分的 19%~35%。支链淀粉中葡萄糖分子之间除以 $\alpha-1,4$-糖苷键相连外，还有以 $\alpha-1,6$-糖苷键相连的，所以带有分支。约 20 个葡萄糖单位就有一个分支，遇碘产生棕色反应，且易使食物糊化，从而提高消化率。抗性淀粉又称抗酶解淀粉，难消化淀粉，在小肠中不能被酶解，但在人的肠胃道结肠中可以与挥发性脂肪酸起发酵反应。抗性淀粉存在于某些天然食品中，如马铃薯、香蕉、大米等都含有抗性淀粉，特别是高直链淀粉的玉米淀粉含抗性淀粉高达 60%。这种淀粉较其他淀粉难降解，在体内消化缓慢，吸收和进入血液都较缓慢，其性质类似溶解性纤维。动物体内贮存的糖原相当于植物体内的淀粉，因此也称为动物淀粉。糖原的结构与支链淀粉较为相似，但树枝形的分支更多，分子也更大。一般由几千个至几万个葡萄糖残基组成。糖原主要存在于骨骼肌（约占整个身体糖原的 2/3）和肝脏（约占 1/3）中，其他大部分组织中，如心肌、肾脏、脑等，也含有少量糖原。

（二）非淀粉多糖

非淀粉多糖包括纤维素、半纤维素、果胶。

纤维素　纤维素是植物细胞壁的主要结构成分，由数千个 D- 葡萄糖以 β-1,4 糖苷键连起来的直链淀粉，通常与半纤维素、果胶和木质素结合在一起。人的消化液及消化道中缺乏能水解纤维素的 β-1,4 糖苷键的酶，所以纤维素不能被人体所吸收，但它可以刺激和促进胃肠道的蠕动，有利于其他食物的消化和吸收以及粪便的排泄。人类膳食中必须要有足够的纤维素。

半纤维素　绝大多数的半纤维素都是由 2~4 种不同的单糖或者衍生单糖，包括葡萄糖、木糖、甘露糖、阿拉伯糖和半乳糖等，以 β-1,4 糖苷键相连为主链的异质多聚体。其分子量相对较小，一般由 50~200 个单糖或衍生单糖分子聚合而成。在植物细胞壁中，半纤维素与纤维素是共存状态。需要强调的是，半纤维素既不是纤维素的前体或衍生物，也不是其生物合成过程中的中间产物。

果胶　果胶类是一组以 D-聚半乳糖醛酸为主要成分的复合多糖的总称。果胶普遍存在于陆地植物的原始细胞壁和细胞间质层。在一些植物的软组织中含量特别丰富，如在柑橘类水果的皮中约含 30%，甜菜中约含 25%，苹果中约含 15%。果胶物质均溶于水，与糖、酸在适当的条件下能形成凝冻，一般用作果酱、果冻及果胶糖果的凝冻剂，也可用作果汁、饮料、冰激凌等食品的稳定剂。

四、碳水化合物的生理功能

（一）储存和提供能量

膳食碳水化合物是人类最经济和最主要的能量来源。通常在维持人体正常需要的能量中，55%~60% 是由碳水化合物提供。每克碳水化合物在体内完全氧化可以产生 16.7 kJ（4kcal）的能量。糖原是肌肉和肝脏中碳水化合物的储存形式。肝脏约储存机体内 1/3 的糖原，当需要时，肝脏中的糖原即可以迅速分解为葡萄糖以提供能量。碳水化合物在体内释放能量较快，是神经系统和心肌的主要能源，也是肌肉活动的主要燃料。因此，碳水化合物对维持神经系统和心脏的正常供能、增强耐力、提高工作效率都有重要意义。

（二）构成组织结构及生理活性物质

碳水化合物是构成机体组织的重要物质，并参与细胞的组成和多种活动。细胞中的碳水化合物主要以糖脂、糖蛋白和蛋白多糖的形式存在，分布在细胞膜、细胞器膜、细胞浆以及细胞间质中。其结合物还广泛存在于各组织中，如脑组织中分布有大量糖脂，软骨、角膜等组织中分布有糖蛋白。另外，糖还是抗体、酶和激素等重要生理活性成分的组成成分。

（三）血糖调节作用

食物中碳水化合物的含量、类型和摄入总量是影响血糖的主要因素。食物中消化快的碳水化合物可以迅速被小肠吸收，升高血糖水平，而一些抗性淀粉、寡糖或膳食纤维等不易消化的成分，则可以保持一个持续和缓慢的释放过程，从而使血糖水平保持稳定。

（四）节约蛋白质和抗生酮作用

碳水化合物是机体主要消耗的能量物质，但当体内碳水化合物供应不足，又不能通过糖异生途径进行有效补充时，就会通过动员蛋白质来供能。因此，充足的碳水化合物供应可以达到节约蛋白质的目的。脂肪在体内分解代谢需要葡萄糖的协同作用，糖和碳水化合物不足时，体内脂肪被动员产能。而由于草酰乙酸不足，导致脂肪酸不能彻底被氧化而产生过多的酮体。若酮体不能及时被氧化在体内蓄积，造成酮血症和酮尿症。因此，充足的碳水化合物供应可以防止此类现象的发生。

（五）增强肠道功能

膳食纤维、抗性淀粉和低聚糖等成分虽然不能被人体消化吸收，但是有促进肠道蠕动的作用，也可被肠道中的益生菌所利用，促进益生菌群的优势发展。

第三节　蛋白质

蛋白质的英文是 protein，源于希腊文的 proteios，是"头等重要"的意思。蛋白质是自然界中一大类有机物，其主要组成元素为碳、氢、氧、氮、硫，有些蛋白质还含有磷、铁、碘、锰、锌等元素，是机体细胞、组织和器官的重要组成结构，是功能因子和调控的重要组成部分，一切生命的表现形式，本质上都是蛋白质功能的体现。

一、人体蛋白质的构成

蛋白质的基本构成单位是氨基酸，每个氨基酸按照一定的顺序排列，由肽键连接。由于每种蛋白质中氨基酸排列的顺序不同，造成其所形成蛋白质的大小、构象迥异，最终导致蛋白质之间的功能千差万别。构成人体的蛋白质有 20 余种，但绝大多数蛋白质只由 20 种氨基酸构成，均为 L-α-氨基酸。在这 20 种氨基酸当中，只有一部分可以在体内合成，如天门冬氨酸、天门冬酰氨、谷氨酸、谷氨酰胺、甘氨酸、脯氨酸、丝氨酸，称为非必需氨基酸；其余则是机体内不能合成或者合成的速度不够，需要通过摄取食物进行补充的，如异亮氨酸、亮氨酸、赖氨酸、蛋氨酸、苯丙氨酸、苏氨酸、色氨酸、缬氨酸和组氨酸，称为必需氨基酸，另外，除了必需氨基酸和非必需氨基酸外，还有一种氨基酸的合成需要用其他氨基酸作为前体，如半胱氨酸、酪氨酸，称为条件必需氨基酸。

二、氨基酸模式

人体蛋白质以及各种食物之间的蛋白质在必需氨基酸的种类和含量上有着各自的特征，用氨基酸模式来描述，即蛋白质中各种必需氨基酸的构成比例。食物中蛋白质的氨基酸模式与人体的蛋白质的氨基酸模式越接近，必需氨基酸的利用程度也就越高，表现出的食物的营养价值也就越高。这种必需氨基酸种类齐全，氨基酸模式与人体蛋白质氨基酸模式接近的食物，不仅可以维持成人的健康，也可以促进儿童生长发育的蛋白质称为优质蛋白。如肉、蛋、奶、鱼等动物性蛋白和大豆蛋白，其中鸡蛋蛋白与人体蛋白质氨基酸模式最为接近。

三、限制氨基酸

有些食物中的蛋白质虽然含有种类齐全的必需氨基酸，但是其氨基酸模式与人体蛋白质氨基酸模式差异较大，其中一种或者几种必需氨基酸相对含量较低，导致其他的必需氨基酸在体内不能被充分地利用，造成食物的营养价值降低，这类蛋白质称为半完全蛋白，而这些含量较低的氨基酸称为限制氨基酸。植物性蛋白质往往缺少赖氨酸、蛋氨酸、苏氨酸和色氨酸，所以植物性蛋白都为半完全蛋白，营养价值相对较低。为了提高膳食的营养价值，应尽量避免单一食物的摄入，尤其是单一的植物性食物摄入。若将两种以上食物混合，相互补充氨基酸的不足，使其氨基酸模式接近人体氨基酸模式，从而提高食物的营养价值，这种作用称为氨基酸的互补作用。如小麦、小米、大豆、牛肉单独食用时其蛋白质的生物价（即利用率）分别为 67、57、64 和 76，如果将它们按 39%、13%、22% 和 26% 的比例搭配食用，则总蛋白质的生物价可达 89。这就是因为肉类和大豆蛋白可弥补米、面蛋白质中赖氨酸的不足。

四、蛋白质的功能

（一）人体组织的构成成分

蛋白质是构成机体组织、器官的重要成分，人体的任何组织和器官都是以蛋白质作为重要的组成成分。肌肉组织和心、肝、肾等器官中均含有大量蛋白质；骨骼、牙齿乃至指甲、趾也含有大量蛋白质；细胞中，除水分外，蛋白质约占细胞内物质的80%。因此，构成机体组织、器官成分是蛋白质最重要的生理功能。身体的生长发育可以看作是蛋白质累积的过程，因此，蛋白质的摄入对于处于生长发育期的儿童尤为重要。

（二）构成体内各种生理活性物质

蛋白质是构成多种具有重要生理活性物质的成分，参与调节生理功能。如消化酶能够催化体内物质代谢，过氧化物酶可以调节体内氧化还原平衡。某些激素本身就是蛋白质或由蛋白质参与构成，这些激素调节着各种生理过程，维持着内环境的稳定，如生长激素、胰岛素、甲状腺素。在抵抗外来微生物及其他有害物质入侵时，免疫球蛋白发挥着维持机体免疫屏障的作用。而血液中的脂蛋白、运铁蛋白、视黄醇结合蛋白等，起着运送营养素的作用。血红蛋白具有携带和运送氧的功能。还有如白蛋白具有调节渗透压、维持体液平衡的功能等。

（三）供给能量

蛋白质在体内降解成氨基酸后，经脱氨作用生成 α-酮酸，在机体需要时可直接或者间接经过三羧酸循环进行氧化分解，同时释放能量。1 g 食物中的蛋白质在体内可释放能量约 16.7 kJ（4kcal）。但是，机体的能量来源主要是碳水化合物和脂肪，因此能量供给是蛋白质的次要功能。

第四节　脂类

脂类包括脂肪和类脂，是一类化学结构相似或完全不同的有机化合物。人体脂类总量占体重的 10% ~ 20%。脂肪又称甘油三酯，是体内重要的储能和供能物质，约占体内脂类总量的 95%；类脂主要包括磷脂和固醇类，约占全身脂类总量的 5%。除供能外，脂类还是人体细胞的重要构成部分，如细胞膜、神经髓鞘都必须有脂类参与构成。

一、脂肪及其功能

食物中的脂类主要由甘油三酯构成，3 分子的脂肪酸与 1 分子的甘油形成甘油三酯。动物性食物中，脂肪酸的饱和度高，在常温下呈固态存在；植物性食物中的脂类不饱和度高，熔点较低，在常温下一般呈液态。

人体内脂肪主要有以下功能：

1. 储存和提供能量

当人体摄入的能量过多时，就会转化成脂肪的形式储存起来。当需要时，储存在细胞中的脂肪会立即被脂酶分解，释放出甘油和脂肪酸进入血液循环，进而释放能量满足机体需要。相比较碳水化合物（16.7 kJ）和蛋白质（16.7 kJ）的能量，由于甘油三酯中碳氢含量远高于碳水化合物和蛋白质，因此其氧化分解产生的能量也更多，体内 1 g 脂肪可以产生能量约 39.7 kJ（9.46 kcal）。

2. 保温及润滑作用

皮下脂肪可以起到隔热作用，维持恒定体温。体内的脂肪可以对器官起到支撑作用，并能够缓冲外力，保护器官不受伤害。

还可以对器官之间的相对运动产生润滑作用。

3. 节约蛋白质

脂肪在体内除了自身分解代谢产生能量外，其代谢产物还可以促进碳水化合物的能量代谢。因此，充足的脂肪可以保护体内蛋白质不被用作能源物质消耗，保证其可以有效发挥其他更重要的生理功能。

4. 机体构成成分

细胞中的脂肪是维持细胞结构和生理功能的重要成分。

5. 内分泌作用

脂肪组织还可以分泌如瘦素、肿瘤坏死因子、雌激素等因子成分，这些脂肪组织来源的因子参与集体的代谢、免疫、生长发育等生理过程。

二、脂肪酸的分类

脂肪酸是具有甲基和羧基的碳氢链，目前已知存在于自然界的脂肪酸有 40 多种，基本上都是偶数碳原子。脂肪酸可以按照碳链的长度、饱和程度和空间结构进行分类。

（1）按碳链长度分类。可分为长链脂肪酸，含 14~24 个碳原子；中链脂肪酸，含 8~12 个碳原子；短链脂肪酸，含 2~6 个碳原子。食物中主要以 18 碳脂肪酸为主，并且具有重要的营养学价值。

（2）按饱和度分类。脂肪酸可分为饱和脂肪酸和不饱和脂肪酸。饱和脂肪酸不含有不饱和双键，如棕榈油。不饱和脂肪酸含有一个或多个不饱和双键，其中含有一个不饱和双键的称为单不饱和脂肪酸，含有两个及以上不饱和双键的称为多不饱和脂肪酸。最常见的单不饱和脂肪酸是油酸，而膳食中含量最多的多不饱和脂肪酸是亚油酸和 α-亚麻酸，其主要来源于植物性食物。

（3）按空间结构分类。脂肪酸按空间结构分类可分为顺式脂肪酸和反式脂肪酸。在自然状态下，大多数的不饱和脂肪酸为顺式脂肪酸，只有少数反式脂肪酸主要存在于牛奶和奶油中。20世纪80年代，为了改善不饱和脂肪酸高温的稳定性和储存时间较短的问题，科学家利用氢化的方法，将不饱和脂肪酸的不饱和双键与氢结合，变成饱和键。氢化作用可以提高脂肪的抗氧化能力，同时随着不饱和脂肪酸饱和度的上升，其原有结构可能发生改变，不饱和脂肪酸的空间结构由顺式变为了反式。

（4）按双键的位置分类。脂肪酸碳原子位置的排列一般从CH_3-的碳（ω-3）起计算不饱和脂肪酸中不饱和键的位置。如油酸的表达式为C18∶1，ω-9，其含义为碳链由18个碳组成，有一个不饱和键，从甲基端算起，不饱和键在第九和第十位碳原子之间。此外，国际上也可以用n替代ω来表示，如ω-9可以写成n-9。

三、必需脂肪酸

必需脂肪酸是指人群不可缺少而自身又不能合成，必须通过外界供给的脂肪酸，包括亚油酸和α-亚麻酸。其主要功能是：

（1）构成细胞膜磷脂的主要成分，是膜磷脂具有流动性的物质基础。

（2）前列腺素合成的前体。前列腺素存在于多个器官，具有许多重要的生理功能，如使血管扩张收缩、神经传导、影响肾脏水的排泄等。另外，必需脂肪酸还与许多二十烷酸生成有关，这些二十烷酸是许多生化过程的重要调节剂，如调节血压、血脂、血栓的形成及免疫反应等。

四、n-3和n-6系列多不饱和脂肪酸

（一）n-3系列多不饱和脂肪酸

α-亚麻酸是n-3系列多不饱和脂肪酸的母体。它可以进一步

生成 DHA 和 EPA。DHA 是视网膜光受体中最丰富的多不饱和脂肪酸，是维持视紫红质正常功能所必需的。同时 DHA 还有促进胎儿大脑发育的作用。EPA 具有降低胆固醇和甘油三酯的作用，降低血液黏度，预防动脉粥样硬化的心血管疾病。此外，n-3 系列多不饱和脂肪酸在冠心病、关节炎以及肿瘤预防中具有一定生物活性。

（二） n-6 系列多不饱和脂肪酸

亚油酸和花生四烯酸是 n-6 系列多不饱和脂肪酸中重要的脂肪酸，对于哺乳动物来说是必需的。这类脂肪酸完全来自植物，主要是植物油。n-6 系列多不饱和脂肪酸可以调节血脂和参与磷脂组成，其中花生四烯酸还是形成类二十烷酸的重要前体物质，花生四烯酸缺乏时皮肤易感染、伤口愈合减慢。此外，n-6 系列多不饱和脂肪酸还具有促进生长发育等作用。

五、磷脂

含有磷酸的脂类称为磷脂，具有亲水性和亲脂性的双重特性，是除了甘油三酯以外，在体内含量最多的脂类。磷脂按其结构可以分为两类：磷酸甘油酯和神经鞘磷脂。磷脂的功能主要有：

（1）提供能量。和甘油三酯一样，磷脂也可以提供能量。

（2）细胞膜成分。由于磷脂具有亲水性和亲脂性的双重特性，可以帮助脂类或脂溶性物质如脂溶性维生素、激素等通过细胞膜，促进细胞内外物质交流。磷脂缺乏会造成细胞膜结构受损，使毛细管的脆性和通透性增加，引起皮肤细胞水代谢紊乱，产生皮疹。

（3）乳化作用。磷脂可以使液体中的脂肪悬浮在液体中，有利于吸收、转运和代谢。食品工业中，利用磷脂的这一特性常以磷脂（如卵磷脂）作为乳化剂。

（4）改善心血管作用。磷脂能改善脂肪的吸收和利用，防止胆固醇在血管内的沉积，降低血液黏稠度、促进血液循环。

（5）改善神经系统功能。食物磷脂被机体消化吸收后释放出胆碱，进而合成神经递质——乙酰胆碱，可促进和改善大脑组织和神经系统的功能。

六、固醇类

固醇类是一类含有多个环状结构的脂类化合物，因其环外基团不同而不同。固醇类广泛存在于动物和植物食物中。

胆固醇是最重要的一种固醇物质，是细胞膜的重要成分，人体内90%的胆固醇存在于细胞中，也是人体合成许多重要活性物质的原料，如胆汁、性激素、肾上腺素等。胆固醇还可以在体内转化成7-脱氢胆固醇，后者在皮肤中经紫外线照射转变成维生素D_3。由于机体既可以从食物中获取胆固醇，又可以利用内源性胆固醇，因此一般不存在胆固醇缺乏的问题。而胆固醇过多与高脂血症、动脉粥样硬化、冠心病等心血管疾病密切相关。

第五节　矿物质

在人体含有的60多种元素中，对维持机体正常生物功能所必需的元素有20余种，它们构成人体组织、参与机体代谢、维持生理功能。凡体内含量大于体重0.01%的矿物质称为常量元素或宏量元素，约占体重的99.95%，包括碳、氢、氧、氮、磷、硫、氯、钠、镁、钾、钙。凡体内含量小于体重0.01%的矿物质称为微量元素，约占体重不超过0.05%，其中铁、铜、锌、硒、铬、碘、钴、钼被认为是必需微量元素。

一、钙

钙是人体含量最多的矿物质元素，其中99%集中在骨骼和牙齿中，其余1%的钙分布于软组织、细胞外液和血液中，称为混合钙池。血浆中的离子化钙是生理活性形式，这部分钙对于维持体内细胞正常的生理状态，调节生理功能发挥着重要的作用。机体内主要通过甲状旁腺激素（PTH）、降钙素（CT）和甾固醇激素 $1,25-(OH)_2-D_3$ 来调节钙的内平衡。

钙的生理功能：

（1）构成骨骼和牙齿。人体骨骼和牙齿中的无机物的主要成分是钙的磷酸盐，多以羟基磷灰石或磷酸钙的形式存在。骨骼中的钙不断地从破骨细胞中释放进入混合钙池。混合钙池中的钙又不断地沉积于成骨细胞中，以此来使骨骼不断更新和生长。

（2）维持神经和肌肉的活动。钙离子可以与细胞膜的蛋白和各种阴离子基团结合，具有调节细胞受体和离子通透性及参与神经传递物质释放等作用，以维持神经肌肉的正常生理功能。当钙离子浓度下降时，会引起手足抽搐和惊厥。

（3）促进细胞信息传递。钙离子作为细胞内的最重要的"第二信使"之一，在细胞受到刺激后，胞质内的 Ca^{2+} 浓度升高，引起细胞内的一系列反应。

（4）血液凝固。凝血因子 IV 就是 Ca^{2+}，能够促使活化的凝血因子在磷脂表面形成复合物而促进血液凝固，去除 Ca^{2+} 后血液则不能凝固。

（5）调节机体酶的活性。钙离子对许多参与细胞代谢的酶具有重要的调节作用。

（6）维持细胞膜的稳定性。细胞外的 Ca^{2+} 不仅能与细胞膜上的某些蛋白质结合，还能够与磷脂的阴离子基团结合使膜结构改变，增强疏水性，维持细胞膜的正常生理功能。

二、磷

磷是人体重要的元素，约占体重的1%，是细胞膜和核酸物质的组成成分，也是骨骼的必需构成物质。体内的磷有85%～90%以羟基磷灰石的形式存在于骨骼和牙齿中，其余与蛋白质、糖等结合分布于机体各处。磷广泛存在于动植物中，一般通过食物蛋白质的摄入就可以满足人体的需要。在合理的膳食中，磷的摄入量往往超过人体需要量，所以一般不易发生磷缺乏。

磷的生理功能：

（1）构成骨骼和牙齿。在骨的形成过程中，2 g钙需要1 g磷，形成无机磷酸盐，主要成分是羟基磷灰石。

（2）参与能量代谢。碳水化合物是以磷酰化化合物的形式被小肠吸收。而碳水化合物要进入代谢途径，必须要经过磷酸化过程生成葡萄糖-1-磷酸或者葡萄糖-6-磷酸形式。脂质和蛋白质的代谢过程同样也必须有磷的参与才能进行。

（3）构成细胞的成分。磷酸基团是核糖核酸（RNA）和脱氧核糖核酸（DNA）的组成部分。磷脂是构成细胞膜所必需的成分，与膜的离子通道有关，还参与蛋白质的组成。

（4）组成细胞内第二信使环腺苷酸（cAMP）、环鸟苷酸（cGMP）、和肌醇三磷酸（IP_3）等的成分。

（5）酶的重要成分。磷酸基团是许多辅酶的重要成分，如磷酸吡哆醛、辅酶Ⅰ（NAD）和辅酶Ⅱ（NADP）。

（6）参与细胞磷酸化和去磷酸化，调节细胞因子活性。

（7）调节酸碱平衡。其所形成的磷酸盐，可以在体内组成磷酸盐缓冲体系，进行体液的酸碱平衡。

三、铁

铁既是人体必需的微量元素，过量后又会对细胞产生一定的毒性，所以机体有一套精密复杂的调节机制，保证铁在满足身体需要的同时，又能够防止发生铁过量。体内 65%~70% 的铁存在于血红蛋白，3% 在肌红蛋白，1% 在含铁酶类、辅助因子和运铁载体中，剩余的铁为储存铁，主要以铁蛋白、含铁血黄素的形式存在于肝、脾和骨髓的单核吞噬系统中。

铁的生理功能：

（1）参与体内氧的运送和组织呼吸过程。血红蛋白由一个球蛋白和四个铁卟啉组成，可与氧发生可逆性的结合，使血红蛋白能够携带氧，并与组织细胞进行氧的交换及组织呼吸。肌红蛋白主要在肌肉组织中起转运和储存氧的作用。铁还是细胞色素酶类的重要因子，参与体内氧化还原过程中电子的传递，并在三羧酸循环中生成水并释放能量，而期间产生的有害物质，可被含铁的触媒和过氧化物所破坏。

（2）维持正常的造血功能。铁在骨髓造血组织中与卟啉结合成高铁血红素，再与珠蛋白结合成血红蛋白。缺铁可能影响血红蛋白的合成，甚至影响 DNA 的合成及巨幼红细胞的增殖。

（3）铁参与维持正常的免疫功能。催化和参与 β-胡萝卜素转化为维生素 A、嘌呤的合成、脂类在血液中的转运以及药物在肝脏中的解毒等过程。另外，铁缺乏还可以加重脂质过氧化损伤。

四、锌

锌分布于人体的所有组织、器官、体液及分泌物中，约 60% 存在于肌肉，30% 存在于骨骼中。有研究推测，新生儿体内含锌总量约 60 mg，成年男性含锌总量约 2.5 g，成年女性含锌总量约

1.5 g。锌是一种强的电子受体,具有快速的配体交换作用,在金属酶的催化作用中有重要意义。此外,锌与唾液蛋白结合味觉素可增进食欲,缺锌可影响味觉和食欲,甚至发生异食癖。锌对皮肤和视力具有保护作用,缺锌可引起皮肤粗糙和上皮角化。

锌的生理功能:

(1)催化功能。锌是金属酶的组成成分或是酶的激活剂,体内多种含锌酶如超氧化物歧化酶、苹果酸脱氢酶、碱性磷酸酶、乳酸脱氢酶等,这些酶在参与组织呼吸、能量代谢及抗氧化过程中发挥着重要的作用。锌还是维持 RNA 多聚酶、DNA 多聚酶及反转录酶等活性所必需的微量元素。

(2)促进生长发育。锌参与蛋白质合成,细胞生长、分裂和分化等过程。参与促黄体激素、促卵泡激素、促性腺激素等有关内分泌激素的代谢,对胎儿生长发育、促进性器官和性功能发育均具有重要的调节作用。

(3)促进机体免疫功能。锌可促进淋巴细胞有丝分裂,增加 T 细胞的数量和活力。能够控制周围血单核细胞合成干扰素-γ、白细胞介素-1 和白细胞介素-6、肿瘤坏死因子-α、白细胞介素-2 受体等免疫调节因子的分泌和产生。

(4)维持细胞膜结构。锌主要结合在细胞膜含硫、氮的配基上,少数结合在含氧的配基上,形成牢固的复合物,从而维持细胞膜稳定。当细胞产生脂质过氧化损伤时,膜内巯基被氧化成二硫键,锌可与硫形成稳定的硫醇盐防止氧化,从而保护细胞膜的完整性。

五、碘

碘为卤族元素之一,空气、水和食物中的碘均能被人体所吸收,但主要通过消化吸收的方式进入人体。碘在体内主要用于合成甲状腺激素，之后与甲状腺球蛋白结合连接储存在甲状腺的滤泡中。甲状腺激素除在甲状腺外，约 1/3 在肝脏，余下的分布在其他组织中。血浆中游离的甲状腺激素 T_4 极少，仅占血浆总量的 1/2 000，但却发挥着重要的功能作用。

碘的生理功能：

（1）促进生物氧化，参与磷酸化过程，调节能量转换。

（2）促进蛋白质合成和神经系统发育，对胚胎发育和出生后早期生长发育，特别是智力发育尤为重要。

（3）促进糖和脂肪代谢。

（4）是体内许多重要的酶的活化因子。

（5）调节组织中的水盐代谢，碘缺乏时可引起组织水盐潴留，引发黏液性水肿。

六、氟

正常人体内含氟总量约 2.6 g，主要存在于骨骼和牙齿中。体内的含氟量与所生存的环境和膳食水平有关。

氟的生理功能：

（1）维持骨骼和牙齿的结构稳定。适量的氟有利于钙和磷的利用，促进骨的形成和增强骨骼质坚硬性，加速骨骼生长。但长期过多的氟摄入会导致氟中毒，主要导致氟骨症和氟斑牙的形成。前者表现为关节疼痛、脊柱畸形等，后者表现为牙齿表面凹陷剥落，牙齿变脆，易脱落。

（2）防治龋齿。氟可以与牙釉质中的羟基磷灰石作用，在牙齿表面形成一层坚硬且具有抗酸性腐蚀的氟磷灰石晶体保护层，抑制糖酵解，减少酸性物质的生成，起到防治龋齿的作用。

第六节　维生素

　　维生素是维持机体生命活动过程所必需的一类微量的低分子有机化合物，虽然在体内含量极低，但在集体的代谢、生长发育等过程中起着重要作用。它们的共同点是：均以维生素本身或者前体的形式存在于天然食物中；不是机体的组成成分，不能提供能量，但负担着特殊的代谢功能；除维生素 D 外，一般在体内不能合成或者合成量小，必须由食物供给；人体只需少量即能满足需要，但绝不能缺少。根据维生素的溶解性，可将其分为：脂溶性维生素和水溶性维生素。

　　脂溶性维生素包括维生素 A、维生素 D、维生素 E、维生素 K。它们常与食物中的脂类共存，其吸收与肠道中的脂类密切相关。如果摄入过多，容易在体内蓄积，发生中毒。

　　水溶性维生素包括 B 族维生素（维生素 B_1、维生素 B_2、PP、维生素 B_6、叶酸、维生素 B_{12}、泛酸、生物素）和维生素 C。除维生素 B_{12} 外，水溶性维生素在体内仅有少量贮存，易通过尿液排出。当贮存饱和时，多摄入的维生素便通过尿液排出；反之，当体内缺乏时，则摄入的水溶性维生素会被机体吸收和利用，因此可利用尿负荷试验对水溶性维生素的营养水平进行鉴定。

一、维生素 A

　　维生素 A 类是指含有视黄醇结构并具有其生物活性的一大类物质，它包括维生素 A 和维生素 A 原以及其代谢产物。体内的维生素 A 有三种活性形式：视黄醇、视黄醛、视黄酸。维生素 A 的很多生理功能都是通过视黄酸的形式发生作用。在植物中不含有已经形成的维生素 A，而含有类胡萝卜素。类胡萝卜素中的一部分亚型如 α-胡萝卜素、β-胡萝卜素、β-隐黄素、γ-胡萝卜素等，可以在小肠和肝细胞内转变成视黄醇和视黄醛。维生素 A 和胡萝卜素都对酸碱稳定，但应避免与氧、高温和光接触，一般烹调和罐头加工不易被破坏。

维生素 A 的生理功能：

（1）维持上皮黏膜层的完整性。维生素 A 是调节糖蛋白合成的一种辅酶，对上皮细胞的细胞膜起稳定作用。维生素 A 不足或缺乏时，可导致糖蛋白合成异常，上皮基底层增生变厚，表层角化、干燥，削弱了机体屏障作用，易于感染。儿童极易合并发生呼吸道感染及腹泻。

（2）构成视觉细胞内的感光物质。人视网膜的杆状细胞内含有感光物质——视紫红质，是 11-顺视黄醛与视蛋白结合而成，为暗视觉的必需物质。随着视黄醇的不断消耗，必须要不断补充维生素 A，才能维持视紫红质的合成，保证暗适应功能，避免夜盲症。

（3）促进生长发育和维护生殖功能。维生素 A 参与细胞的 DNA 和 RNA 的合成。对细胞的分化、组织更新有一定影响。缺乏维生素 A 的儿童生长停滞，发育迟缓，骨骼发育不良。缺乏维生素 A 的孕妇所生的新生儿体重轻。

（4）维持和促进免疫功能。维生素 A 通过与细胞核内的特异性受体——视黄酸受体作用，进而对相关的基因进行调控，促进免疫细胞产生抗体，以及促进 T 淋巴细胞产生某些淋巴因子，从而提高机体免疫功能。

二、维生素 D

维生素 D 中以维生素 D_2（麦角钙化醇）和维生素 D_3（胆钙

化醇）最为重要，其中维生素 D_2 来源于植物，在自然界存量很少。而维生素 D_3 则由高级动物皮肤中的 7-脱氢胆固醇经紫外线照射转变而来。维生素 D 的化学性质比较稳定，在中性和碱性溶液中耐热，不易被氧化，所以在一般的烹调过程中不会引起维生素 D 的损失，但是脂肪酸败可引起维生素 D 的损失。婴幼儿维生素 D 缺乏，可引起佝偻病，严重者可出现骨骼畸形，如方头、鸡胸、漏斗胸、O 型腿、X 型腿等症状。

维生素 D 的生理功能：

（1）促进肠道对钙、磷的吸收。维生素 D 可诱导钙结合蛋白合成，可促进小肠黏膜细胞对钙的吸收。同时，活化的维生素 D 还能增加肠上皮刷状边缘碱性磷酸酶的活性，激发肠道对磷的吸收和转运。

（2）促进肾脏重吸收钙、磷。活化的维生素 D 能促进肾小管对钙、磷的重吸收，减少丢失，提高血钙、血磷浓度。

（3）对骨细胞的作用。当血液中的钙浓度降低时，活化的维生素 D 就会动员骨组织中的钙和磷释放进入血液，以维持正常的血钙浓度。

三、维生素 E

维生素 E 又名生育酚，包括两类共 8 种化合物，其中 α-生育酚是自然界中分布最广、含量最丰富、活性最高的维生素 E 形式。α-生育酚对热和酸稳定，对碱不稳定，对氧极为敏感，油脂酸败会加速维生素 E 的破坏，因此食物中的维生素 E 在一般烹调时损失不大，但在油炸时活性明显降低。维生素 E 主要储存于脂肪组织、肝脏和肌肉中，血液中的维生素 E 分布于各种脂蛋白中，红细胞膜中 α-生育酚的含量较高，当血浆中维生素 E 低于正常水平时，易发生红细胞膜破裂导致溶血。

维生素 E 的生理功能：

（1）抗氧化作用。生育酚通过与氧自由基发生反应，在清除氧自由基的同时，自身被氧化成氧化型生育酚，因此维生素 E 是体内氧自由基的清道夫。自由基的升高会导致细胞膜脂质损伤、蛋白氧化损伤、DNA 损伤等，这些变化与动脉粥样硬化、肿瘤、衰老等疾病密切相关。氧化型生育酚又在维生素 C、谷胱甘肽等参与下重新还原成还原型生育酚。

（2）预防衰老。随着年龄的增长，人体内脂褐质不断累积，脂褐质俗称老年斑，补充维生素 E 可减少细胞中脂褐质的形成。同时，补充维生素 E 还可以改善皮肤弹性，减轻性腺萎缩，提高免疫力。

（3）对神经系统的保护作用。维生素 E 有保护神经系统、骨骼肌、视网膜免受氧化损伤的作用。神经系统在产生神经递质的同时，还会伴随产生大量自由基。因此维生素 E 可以通过清除自由基达到保护神经系统的作用。

四、维生素 B_1

维生素 B_1 又称硫胺素，也叫抗脚气病因子、抗神经炎因子，是维生素中最早被发现的一种。维生素 B_1 在酸性环境下较为稳定，但在中性和碱性环境中不稳定，易被氧化和受热破坏。在保存含有维生素 B_1 多的谷物时，不宜用亚硫酸盐作为防腐剂，或用二氧化硫熏蒸谷仓。

维生素 B_1 的生理功能：

（1）构成辅酶，维持体内正常代谢。焦磷酸硫胺素（TPP）是维生素 B_1 的主要辅酶形式，是转化体内产能反应的原料丙酮酸和 α–酮戊二酸，生成起始物质乙酰 CoA 和琥珀酰 CoA 的重要辅酶。当维生素 B_1 严重缺乏时，会造成三磷酸腺苷

（ATP）生成障碍，丙酮酸和乳酸在体内堆积，造成损伤。TPP 也参加转酮醇作用，是核酸合成中戊糖以及脂肪酸合成中还原型辅酶 Ⅱ 的重要来源。

（2）抑制胆碱酶的活性，促进胃肠蠕动。维生素 B_1 可抑制胆碱酯酶对乙酰胆碱的水解，使副交感神经兴奋，促进胃肠蠕动。维生素 B_1 缺乏导致胃肠蠕动减慢，消化液分泌减少，引起消化不良。

五、维生素 B_2

维生素 B_2 又称硫胺素，为黄色粉末状结晶，在酸性和中性环境中对热稳定，在碱性环境中易被热和紫外线破坏。维生素 B_2 存在游离和结合两种状态，其中结合状态比较稳定。

维生素 B_2 的生理功能：

（1）参与体内生物氧化与能量生成。维生素 B_2 在体内以黄素腺嘌呤二核苷酸（FAD）、黄素单核苷酸（FMN）的形态与特定蛋白结合形成黄素蛋白，参与体内氧化还原反应与能量生成。

（2）FAD 和 FMN 分别作为辅酶参与色氨酸转变为烟酸和维生素 B_6 转变为磷酸吡哆醛的反应。

（3）FAD 作为谷胱甘肽还原酶的辅酶，参与体内抗氧化防御系统，维持还原性谷胱甘肽的浓度。FAD 与细胞色素 P450 结合，参与药物代谢，提高机体对环境应激适应能力。

六、维生素 B_6

维生素 B_6 在自然界中有三种存在形式：吡哆醇、吡哆醛、吡哆胺。在植物体内多以吡哆醇的形式存在，在动物组织中多以吡哆醛、吡哆胺形式存在。维生素 B_6 在空气和酸性条件下稳定，在碱性条件下易被破坏，各种形式对光均较敏感。

维生素 B_6 的生理功能：

（1）参与氨基酸和脂肪的代谢。

（2）促进体内烟酸合成。

（3）参与造血过程。磷酸吡哆醛参与琥珀酸辅酶 A 和甘氨酸合成血红素的过程。

（4）促进体内抗体的合成，提高机体免疫力。

（5）促进维生素 B_{12}、铁和锌的吸收。

（6）维生素 B_6 还参与神经系统中许多酶促反应。

七、叶酸

叶酸的学名是喋酰谷氨酸，由喋啶、对氨基苯甲酸和谷氨酸结合而成。在水中易被光破坏，在酸性溶液中不稳定，在中性和碱性溶液中对热稳定。膳食中的维生素 C 和葡萄糖可促进叶酸的吸收，锌缺乏可引起叶酸结合酶活性降低，影响叶酸的吸收。正常成人体内叶酸储存量为 5~10 mg，约 50% 储存于肝脏。胎儿可通过脐带从母体获得叶酸。

叶酸的生理功能：

天然环境中的叶酸大多是以还原形式存在，即二氢叶酸和四氢叶酸，其中只有四氢叶酸才具有生理功能。叶酸的重要生理功能是作为一碳单位的载体参与代谢。叶酸主要携带"一碳单位"参与嘌呤和嘧啶核苷酸的合成，进一步合成 DNA、RNA。催化二碳氨基酸和三碳氨基酸之间的互相转化。在某些甲基化反应中也起到重要作用。

八、维生素 C

维生素 C 又称抗坏血酸，在自然界中存在 L-型和 D-型，只有 L-型具有生物活性。结晶维生素 C 稳定，但是其水溶液极易被氧化。食物中的维生素 C 有氧化型和还原型两种存在形式，而这可通过氧化还原反应相互转化，所以均具有生物活性。血浆中维生素 C 主要以还原形式存在。

维生素 C 的生理功能：

（1）抗氧化作用。维生素 C 是一种较强的还原剂，可直接与氧化剂作用，是氧化型谷胱甘肽还原为还原型谷胱甘肽，从而发挥抗氧化作用。另外，维生素 C 还可以与其他氧化剂进行反应，将其还原以保护机体不受损伤。

（2）改善铁、钙和叶酸的利用。维生素 C 能使难以吸收的三价铁还原成二价铁，促进肠道对铁的吸收，提高肝脏对铁的利用率。维生素 C 可促进钙的吸收，在胃中形成一种酸性介质，防止钙生成不溶性络合物或发生沉淀。维生素 C 还可以将叶酸还原成具有活性的四氢叶酸。

（3）促进类固醇的代谢。维生素 C 可促进胆固醇羟化，生成胆汁。如果缺乏维生素 C 胆固醇转化为胆汁减少，致使胆固醇在肝内蓄积，造成血中胆固醇浓度升高。因此，高胆固醇患者应补充足量的维生素 C。

（4）清除自由基。维生素 C 是一种重要的自由基清除剂。它通过逐级供给电子转变成为半脱氢抗坏血酸和脱氢抗坏血酸，以清除体内超负氧离子（$O_2^-\cdot$）、羟自由基（$OH\cdot$）等自由基。

（5）其他作用。维生素 C 还参与合成神经递质；促进抗体形成，提高免疫力；维生素 C 还可以缓解 Pb^{2+}、Hg^{2+}、Cd^{2+} 等重金属离子对人体的毒性。

第七节　水

水，分子式 H_2O，被誉为"生命之源"。对于一般成人来讲，水占体重的 60%～70%，胎儿体内含水量超过 90%，新生儿含水量约占体重的 80%，婴幼儿含水量约占体重的 70%。人体每天需水量为 2 700~3 000 mL，其中包含了体内产生的代谢水和食物中的水，如汤、粥等，所以成人每天的饮水量为 1 500~1 700 mL（约 7~8 杯）。在高温环境或大强度劳动时需要适量增加摄水量。参加运动的孩子要积极主动地补水。比如，运动前 15~20 min 补充 400~700 mL 的水。在运动中，每 15~30 min 补充 100~300 mL 水，最好是运动饮料。运动后，也要补水，但不宜集中"暴饮"，补水要注意，应该少量多次。参加运动的孩子，只有保持良好的水营养，才能有良好的体能和健康。

美国食品和营养委员会（Food and Nutrition Board，FNB）1989 年第 10 版 RDAs 提出：在一般条件下，成人每消耗 4.184 kJ（1 kcal）能量，需水量为 1 mL，考虑到活动、出汗及溶质负荷等的变化，需水量可增至 1.5 mL/4.184 kJ。哺乳期妇女每天需额外增加 1 000 mL 以内水分以满足乳汁的分泌。婴幼儿生长迅速，组织细胞增长时需蓄积水分，但肾功能未发育完全，尿浓缩能力差，且新陈代谢旺盛，排除代谢废物较多，排尿量相对较多，需要增加水的摄入，婴幼儿以 4.184 kJ 能量消耗约需水 1.5 mL 为宜。

水的生理功能：

（1）构成细胞和体液的重要组成部分。

（2）参与体内物质运输与代谢。水可以转运生命必需的各种物质及排除体内不需要的代谢产物。

（3）溶解水溶性营养物质。水可以溶解可溶性盐和维生素等营养物质，有利于机体吸收利用。

（4）调节体温。水分蒸发及汗液分泌散发大量的热量来调节体温。

（5）润滑作用。关节滑液、呼吸道及胃肠道黏液均有良好的润滑作用，泪液可防止眼睛干燥，唾液有利于咽部湿润及吞咽食物。

（6）维持良好的消化吸收功能。

第二章　学龄前儿童生长
发育及评价

第一节　学龄前儿童生长发育特点

学龄前期是指从 3 岁到入学前（6~7 岁）的一段时间，学龄前儿童较婴幼儿的生长发育速度略缓慢，脑和神经系统发育逐渐成熟，但是仍处于迅速生长发育之中，加上活泼好动，需要更多营养，此期儿童表现出主动好奇、爱模仿和自制力差等特点，因此，提供合理膳食和均衡营养，帮助建立良好的饮食习惯，对保证学龄前儿童身心正常发育和预防疾病有重要作用。

一、学龄前儿童生长发育特点

（一）体格生长发育特点

儿童生长发育是一个连续的过程，各阶段有着密切联系，但各阶段生长发育速度不同，一般年龄越小，生长发育越快。学龄前儿童体格发育速度较婴幼儿有所放缓，但仍保持稳步增长，每年体重增长约 2 kg，身高增长 5~7 cm，新陈代谢旺盛，随着儿童睡眠时间逐渐减少，游戏和学习实践活动增多，四肢的增长速度较婴儿时期更快，肌肉组织发育的充盈度和内在结构加快，因此机体的生长发育成熟活动对营养素的需要量和种类也有所提高，需要通过摄取食物来满足自身生理需要。

（二）脑和神经系统发育特点

学龄前儿童中枢神经系统的结构和功能仍迅速发育，儿童神经细胞的分化基本完成，但脑细胞体积的增大和神经纤维的髓鞘化还在进行，大脑活动也越来越活跃，随着脑细胞的发育，儿童的脑重量是出生时的 3 倍，4~6 岁时，脑的大小和重量已经与成人接近，结构与功能日趋完善，6~7 岁时几乎所有皮质传导纤维都已髓鞘化，因此脑和神经系统不断发育成熟，需要有充足的营养保证。

（三）消化系统发育特点

学龄前儿童消化吸收和代谢与成人不同，消化系统结构不完善，消化能力有限；但在整个生长发育期间，新陈代谢旺盛，机体物质代谢的同化过程超过异化过程，所需能量和各种营养素的量相对较高，导致不完善的消化能力与高营养素需求之间的矛盾。消化系统的正常运行与牙齿发育也有一定的关系，3 岁时，儿童乳牙已经出齐，6 岁时第一颗恒牙萌出，咀嚼能力增强，但其咀嚼能力仍低于成人的1/2。因消化能力有限，对一些固体食物需要较长时间才能适应，同时，3~6 岁儿童肠道内与消化有关的酶类尚未完全成熟，酶的分泌量少，因此，仍应在保证营养素种类齐全、能满足儿童生长发育需要的前提下注意饮食质地柔软，适合咀嚼，有利于消化，逐步过渡到成人膳食，以免导致消化吸收紊乱，造成营养不良。

（四）心理发育特点

随着心理和行为逐渐发育，学龄前儿童兴奋和抑制功能不断增强，个性有明显的发展，想象、分析和记忆等能力已开始形成，生活基本能自理，主动性较强，活泼好动；自制力和注意力差，易受暗示；好奇心和模仿能力强，活动具有一定的独立性和主动性。在饮食行为中，学龄前儿童自我意识和表现欲强，爱模仿父母或家庭成员的行为，对事物的选择有一定的自主性，有时会出现逆反心理，在饮食方面容易出现挑食、偏食和厌食等不良饮食习惯。此期儿童兴趣增加，注意力、控制能力差，易出现饮食无规律，吃零食过多，食物过量，不专心或边吃边玩，用餐时间延长等，导致食物摄入不足，容易引起消化吸收功能紊乱和营养素缺乏的问题。

二、体格生长影响因素

（一）遗传因素

遗传对儿童的发育起决定作用，种族、家族的遗传信息深深影响着儿童皮肤、头发的颜色、身材高矮、性成熟的迟早、对营养素的需要量、对传染病的易感染性等。比如说，一般父母高的子女也高，篮球巨星姚明的父母个子都是很高的，这种优势就遗传到了姚明的身上。不过，儿童不同阶段的生长发育受遗传作用的强弱也不同，一般婴幼儿时期，受遗传影响较小，更易受营养、疾病等环境因素的影响。随着年龄的增长，到 5~6 岁以后，遗传的作用逐渐增强，并趋于稳定，到青春期才最大限度地表现出来。

（二）环境因素

1. 营养因素

儿童的生长发育，需充足的营养素供给。充足而合理的营养是儿童健康生长的物质基础，儿童的正常生长发育需要各种营养物质，如蛋白质、脂肪、碳水化合物、各种微量元素和维生素等，其中钙、维生素 D 和蛋白质与身高生长密切相关。合理调配膳食是维持人体良好的营养状况和健康的基础，丰富而又平衡的膳食能够促进孩子生长发育。

2. 疾病因素

疾病对生长发育的阻扰作用十分明显。急性感染常使体重减轻，长期慢性疾病则影响体重和身高的增长，内分泌疾病常引起骨骼生长和神经系统发育迟缓，先天性疾病如先天性心脏病可造成生长迟缓。

3. 家庭和社会环境

家庭环境对儿童健康的重要作用已经被家长和儿科医生所重视。良好的居住环境，如阳光充足、空气新鲜、水源清洁、无噪声、无噪光、居住条件舒适，配合良好的生活习惯、科学护理、良好教养、体育锻炼、完善的医疗保健服务等都是促进儿童生长发育达到最佳状态的重要因素。

4. 运动及睡眠

适当的体育运动能够增进食欲，促进机体的新陈代谢、血液循环，从而为长骨两端的骨骺带去更多的营养，还会促进小脑的脑垂体分泌更多的生长激素，帮助身体长高。生长激素的分泌高峰是在熟睡时，夜间生长激素的分泌是白天的 3 倍，合理的安排睡眠有助于提高生长激素的分泌。

5. 情绪因素

情绪会影响孩子的内分泌，进而影响孩子生长发育的各个方面。因此孩子的情绪因素和心理健康也应受到足够的重视。

第二节　学龄前儿童体格测量与评价

一、体格生长常用的指标及测量方法

（一）体重的测量

体重是指人体的总重量，在一定程度上代表儿童的骨骼、肌肉、皮下脂肪和内脏重量及其增长的综合情况。体重与近、远期的营养状况均相关，是评价儿童营养与健康状况最常用的指标。

（1）测量工具。学龄前儿童建议用杠杆秤、电子秤或弹簧体重计，最大载重 50 kg，读数要精确到 0.1 kg。

（2）测量前准备。测量前应将秤平稳地置于地上，检查零点（每天测量前及测量中均应检查一次）。测量者应熟悉秤的读码及使用方法；被测者应事先排小便，脱去鞋、袜、帽子和外衣，仅穿内衣裤（不能脱衣者应除去衣服重量）。室温一般调节在 20℃左右。

（3）测量方法。小儿采取站立位，身体不可动摇，亦不可接触周围物体（包括拉家长手或碰其他物体）。先加砝码于横杠的自由端，再调整游锤，直至杠杆位正中水平位后读数，弹簧秤直接读数，以千克（kg）为单位，记录精确到 0.1kg。

（二）身高的测量

身高是反映人体骨骼生长（线性生长）的重要指标。身高与远期的营养状况相关。

（1）测量工具。3 岁以上用身高计测量立位身高。

（2）测量方法。身高测量时，儿童双脚略微分开站在身高计上。头的后部、肩胛、臀部、腓肠肌（小腿肚）和足跟要紧贴垂直板（立柱）。放正头的位置，头放置的位置是使耳道与眼眶下缘的连线呈水平位，并与底板平行。用拇、食指扶住下颌使头直立。用右手放下头板紧贴头顶压住头发。主测者必须低于儿童的面部水平读数。如果影响测量，头饰应拿去并解开发辫。读数精确至 0.1 cm。强调脱衣物、脱鞋、立正、足后跟并拢、双上肢自然下垂、双肩放松。

（3）注意。测量误差多因站立姿势不符合标准，或因未脱鞋，或由于上下午测量时间不同造成，一般上午要比下午高 1 cm

左右。

二、体格生长的评价内容、方法及注意事项

学龄前儿童处于生长发育增长阶段，身体形态及各部分比例变化较大。充分了解学龄前儿童生长发育的规律、特点，正确评价学龄前儿童生长发育状况，及早发现问题，给予适当的指导与干预，对促进儿童的健康生长十分重要。

（一）儿童体格生长评价内容

儿童体格生长评价包括发育水平、生长速度以及匀称程度3个方面。

1. 生长水平

将某一年龄时点所获得的某一项体格生长指标测量值（横断面测量）与参考人群值比较，得到该儿童在同质人群中所处的位置，即为此儿童该项体格生长指标在此年龄的生长水平，通常以等级表示其结果。生长水平包括所有单项体格生长指标，如体重、身高、头围、胸围、上臂围等，可用于个体或群体儿童的评价。

有些单项测量，如骨龄代表发育成熟度，也反映发育水平。同样，体格测量值也可用生长的年龄来代表发育水平或成熟度。如一个3岁男孩身高86cm，身高生长水平为下等，其身高的生长年龄相当2岁。

发育水平评价的优点是简单、易于掌握与应用。对群体儿童体格发育水平评价可了解该群体儿童的体格状况；对个体儿童评价仅表示该儿童已达到的水平，不能说明过去存在的问题，也不能预示该儿童的生长趋势。

2. 生长速度

生长速度是对某一单项体格生长指标定期连续测量（纵向观察），将获得的该项指标在某一年龄阶段的增长值与参照人群值比

较，得到儿童该项体格生长指标的生长速度。

以生长曲线表示生长速度最简单、直观，定期体检是生长速度评价的关键。儿童年龄小，生长较快，定期检查间隔时间不宜太长。这种动态纵向观察个体儿童的生长规律方法，可发现每个儿童有自己稳定的生长轨道，体现个体差异。因此，生长速度的评价较发育水平更能真实了解儿童生长状况。生长速度正常的儿童生长基本正常。

3. 匀称程度

匀称程度是对体格生长指标之间关系的评价。

（1）体型匀称度。表示体型（形态）生长的比例关系。年龄的体质指数（BMI），其实际含义是单位面积中所含的体重数，表示一定身高的相应体重增长范围，间接反映体型和身材的匀称度。BMI 是一种利用身高、体重评价营养的方法，与身体脂肪存在高度相关性，对 2 岁及以上儿童超重肥胖的判断优于身高和体重。

（2）身材匀称。以坐高（顶臀高）/身高（长）的比值反映下肢生长状况。按实际测量计算结果与参考人群的计算结果比较，小于等于参考值即为匀称，否则为不匀称。

（二）体格发育评价方法

体格生长的评价就是将测量值与标准参考值比较，从而获得个体体格生长状况的评价。测量值与标准参考值相比较时所采用的统计学方法各有不同。儿童人群体格生长数值的分布多为正态或偏正态，因此统计学方法多采用均值离差法、百分位数、中位数法和标准差离差法（Z 积分）表示。通常将 $\bar{X}\pm2SD$ 或第 3~97 百分位（P）之间视为正常范围，也可用等级表示评价结果（需与参数比较），常用五分等级划分法（表 2-1）。另外还有生长曲线图法等。

表 2-1　生长水平评价的等级划分界值点

等级划分	均值离差法	百分位数法	Z 值
下（异常）	$\bar{X}-2S$	$<P_3$	<-2
中下	$\bar{X}-(1\sim2)S$	$P_3\sim P_{25}$	$-2\sim-1$
中	$\bar{X}\pm1S$	$P_{25}\sim P_{75}$	$-1\sim+1$
中上	$\bar{X}+(1\sim2)S$	$P_{75}\sim P_{97}$	$+1\sim+2$
上（异常）	$\bar{X}+2S$	$>P_{97}$	$>+2$

注：$\bar{X}$为均数，S 为标准差，P 为百分位

1. 均值离差法

正常儿童生长发育多呈正态分布，常用均值离差法评价。以均值加减标准差的方法来表示。$\bar{X}\pm1SD$ 包括样本的 68%，$\bar{X}\pm2SD$ 包括样本的 95%，$\bar{X}\pm3SD$ 包括样本的 99.7%。一般以$\bar{X}\pm2SD$ 为正常范围，小于$\bar{X}-2SD$ 为营养不良，大于$\bar{X}+2SD$ 为营养过剩。均值离差法比较简单实用，是目前我国儿童保健工作中最常用的方法。

2. 百分位法

百分位法是通过计算机把某一组的变量值（例如体重的千克数，身高的厘米数）按大小顺序排列起来，求出某个百分位上的数值，以第 50 百分位为中位数（P_{50}）。$P_3\sim P_{97}$视为正常范围。

3. 中位数法

将儿童体格生长数值（变量值）按大小顺序排列，位居中央的变量即中位数。正态分布时，中位数约等于 P_{50} 与离差法的均值；若样本中少数变量分布在一端，即为不完全正态分布时，用均数表示则对个别变量值影响大，用中位数或中间值表示变量的平均水平较妥。

4. 标准差离差法（Z 积分）

用偏离标准差程度来反映生长情况，可在不同人群间进行生长状况的比较。

Z 积分 =（测量数据-同年龄同性别参考标准中位数）/参考

标准的标准差

5. 曲线图法

按年龄的体重、按年龄的身长或按年龄的头围，将不同时间系统的测量数值画成曲线，或制定出观察期限，记录身高的增加值和（或）体重增加值，画成曲线进行评估。目前，国内外普遍应用的儿童生长发育图就是一种曲线图，将定期和（或）系统测量所得的儿童体格生长测量值，如身高、体重值画在相应的曲线图上，然后进行评估。不仅可以评出生长水平，还可看出生长趋势，并能算出生长速度。

6. 指数法

指数法是根据人体各部分之间的一定比例，用数学公式将几项有关体格生长的指标联系起来，判断体格生长、营养状况、体型和体质的方法。这也是一种综合评估，在儿童保健工作中保健医师根据不同的目的和要求，选择不同的指数法进行评估。如判断是否有瘦或胖的倾向，选择体重指数（BMI）；身体比例是否正常要选用身高/坐高指数判断。指数法常用于研究工作、教学工作以及体格生长疑难判断。

7. 骨龄评价

骨龄指骨骼的年龄，可反映个体儿童发育水平和成熟程度。目前国内外制定骨龄评价标准的方法有图谱法、计分法和重点标志观察法。

（1）标准图谱法。将适宜人群从出生到成熟个体年龄组的X光片的中位数片顺序排列构成系列图谱标准。评价时将个体儿童的X光片与标准图谱进行比较，找出所在位置，从而确定其骨龄。此法操作简单，评价结果可靠。目前国际通用的是GP图谱（由Greulich和Pyle于1959年修订后建立的手、腕部骨骼成熟系列X光图谱）。

（2）计分法。按各骨成熟过程中的形态变化，人为地将其划分为不同的发育阶段，对 X 光片的详细特征给予相应年龄发育分，再综合各骨发育分之和而换算成骨龄，骨骼发育完全成熟时总分为 1 000 分。此法应用复杂，要临床正确使用困难较大。

（3）重点标志观察法。通过观察若干继发性骨化中心出现的时间、成熟程度、出现数目、骨骺愈合的年龄性别特征来衡量个体的成熟水平。此方法比较灵活，结果可靠，但具体操作烦琐。

（三）体格生长评价注意事项

正确评价儿童体格生长状况，必须注意采用准确的测量用具及统一的测量方法，定期纵向观察，同时要有可用的参考人群值，参照人群值的选择决定评价的结果。WHO 推荐美国国家卫生统计中心（NCHS）汇集的测量资料作为国际参照人群值。我国卫生部建议采用 1995 年中国九大城市儿童的体格生长数据为中国儿童参照人群值。

1. 定期评估

生长为动态过程，定期描记生长曲线图，可以同时获得个体儿童的生长水平、生长速度，了解儿童生长的个体差异，进行正确全面的体格生长评价。

2. 体格生长评价不等同于疾病的临床诊断

体格生长评价是以是否有统计学意义为基础，结果解释或诊断疾病时需结合病史资料。

3. 个体与群体评价

对于群体儿童，生长水平评价可获得该儿童群体生长状况或生长水平分布的资料，结果与该地区或国家的经济、文化状况有关。如评价结果"不良"的比例较高，提示该人群可能存在某些健康和营养问题，具有重要的公共卫生意义；可给政府制定政策提供数据，但不提示任何病因。对于个体儿童，生长水平仅表示该儿童已达到的水平。

三、生长曲线的应用

测量数据值的表示可采用表格及生长曲线图。生长曲线图是将表格测量数值按离差法或百分位数法的等级绘成不同年龄、不同体格指标测量数值的曲线图，较之表格更为方便、直观，不仅可以评出生长水平，还可看出生长趋势，并能算出生长速度，便于与家长交流。生长曲线图的种类可根据不同工作需要、工作条件及使用人群进行绘制和选择。儿童的常规监测指标为年龄的身高与年龄的体重。对营养不良和超重肥胖的监测和筛查，6 岁以下儿童仍可采用"身长的体重或身高的体重指标；但在临床及儿童青少年保健工作中建议积极采用 2~18 岁的 BMI 生长曲线进行营养不良和超重肥胖风险的监测。正确使用生长曲线图的前提是要对使用者事先进行培训，学会正确地画点、描记以及对结果进行解释。最好同时记录测量值，以便一旦发现误差，及时纠正。

(一) 描记方法

将儿童的出生年、月、日（公历）、出生情况、出生体重等填写在生长发育图相应部位。体重、身长（高）、头围生长曲线图的横坐标均为儿童年龄，纵坐标按生长曲线图种类分别为体重、身长（高）、头围值。描绘方法即以横坐标的实际年龄点作一与横坐标垂直的线，再以纵坐标的体重［或身长（高）、头围］测量值为点作与纵坐标垂直的线，两线相交点即该年龄儿童体重［或身长（高）、头围］在生长曲线图的位置或水平，将连续多个体重［或身长（高）、头围］测量值的描绘点连线即获得该儿童体重［或身长（高）、头围］生长轨道或趋势。生长曲线的标记点须用"·"表示。体重/身长的生长曲线方法相同，只是横坐标为身长值。按儿童实际年龄选择不同生长曲线图，将定期体检获得的个体体格生长指标测量值描绘在生长曲线图上进行评价。

（二）正确解释生长曲线的关键

（1）生长监测。定期、连续测量比一次数据更重要，可以获得个体生长轨道，多数儿童体格发育各测量值水平相近，如某测量值明显偏离其他指标测量值百分位数值，提示可能存在异常。

（2）生长的个体差异。受遗传及环境条件影响，体格生长存在个体差异，多数儿童体重和身长（高）测量值应稳定地沿着自己的"轨道"（channel）进行，在 2 条主百位线（或2S）之间均属正常（P_{97}、P_{75}、P_{50}、P_{25}、P_3 为主百分位线，2 条临近主百分位线相当于 1S）；故均值或 P_{50} 不是个体儿童生长的目标。

（3）喂养方式。人乳喂养婴儿在初期生长可能会略低于配方奶喂养婴儿，因此评价纯人乳喂养婴儿的生长时应考虑喂养方式的影响，避免不必要的检查、过度使用配方奶补充、过早引进固体食物等。

（4）"回归"均值趋势。约2/3 的儿童出生体重和身长在 2~3 岁前可出现百分位值趋向 P_{50}，但需首先复核确定测量无误。

（5）生长波动。系列测量过程中出现生长曲线偏离原稳定的生长轨道超过 1 条主百分位线者为生长波动，需要适当增加生长监测频率，并查明原因，必要时给予营养喂养指导。

四、体格生长评价的临床意义

适宜的生长有赖于遗传特性、正常的内分泌功能、充足的营养、无慢性疾病以及良好的生长环境。任何损害儿童健康或营养状况的原因，都可反映到生长指标的变化，因此体格生长评价有助于临床疾病筛查并为转诊提供线索。

（一）营养性疾病筛查

建议定期的人体测量采用生长曲线图分析，方法简单、安全，能动态反映总体营养状况，及早发现生长异常情况。儿童营养性疾病包括消瘦、低体重、超重、肥胖等，可显著影响体格生长，因此应及时进行病因研究、营养指导、随访以及转诊等规范措施，使儿童得到及时诊断和干预治疗。必须注意的是目前我国常用的儿童营养状况评价标准具备各自的优势和先进性，但也具有自身的局限性。对营养状况进行评价时，需要根据不同的研究目的选择适当的评价标准，同时注意评价指标的选择，将年龄的身高、年龄的体重、身高的体重、BMI 等指标综合运用。在了解各标准的优缺点后，才能合理解释选用不同评价标准和指标所得出的评价结果，最终得出正确结论。营养性疾病重点是查找高危因素，强调积极预防，特别是 6 月龄内小婴儿，诊断超重、肥胖或营养不良时需慎重，应强调喂养指导并定期随诊。

（二）身材矮小筛查

当儿童年龄的身高生长水平<P_3 或−2S，提示儿童身材矮小；用坐高/身高比值评价身材匀称度，可初步筛查匀称性（下肢生长正常）或非匀称性（下肢生长不良）矮小：如宫内营养障碍（小于胎龄儿）、内分泌疾病（如生长激素缺乏）、染色体疾病、生长障碍综合征（Silver 综合征）、体质性发育延迟、家族性矮小等常为匀称性矮小；如先天性甲状腺功能减低症、软骨发育不全则表现为非匀称性矮小。详细的病史及体格检查有助于了解矮小的病因，定期监测获得生长速度有助于鉴别诊断。不建议将骨龄检查作为经常性监测项目，特别是 6 岁以下儿童。由于<3 岁儿童身长受宫内及生后营养影响较大，故应充分重视营养及喂养指导。

（三）某些神经系统疾病筛查

如头围生长水平和速度的评价可用于小头畸形、脑积水等神经系统疾病的早期筛查。

（四）性早熟筛查

据身高的生长水平、生长速度可较早发现生长过快伴第二性征出现的性早熟儿童。

（五）治疗效果观察

定期生长监测有助于疾病治疗效果观察，如营养性疾病干预、生长激素应用等。

第三章 学龄前儿童常见营养缺乏病

充足的营养是儿童生长和发育的根本保证，营养状况被认为是衡量儿童健康状况的灵敏指标。营养不良，不但影响儿童的正常生长发育，而且容易患有多种疾病，严重时可导致死亡的发生。自从改革开放和计划生育的政策实施以来，我国儿童的生长发育和营养状况有了大幅度的提高。但是，我国儿童的营养状况在总体水平上仍然处于发展中国家的水平，营养缺乏症仍然是我国面临的主要问题。本章重点阐述学龄前儿童常见的营养缺乏病。

第一节 蛋白质-能量营养不良

由于蛋白质-能量摄入不足而造成营养缺乏症称为蛋白质-能量营养不良，简称营养不良，多见于3岁以下的儿童。

一、病因

(一) 长期喂养不当造成能量摄入不足

婴儿出生之后母乳不足，并且未能及时合理地采用人工喂养，或乳粉汁配制过稀、摄入不足、偏食、挑食等导致供给儿童的能量及营养物质长期不能满足其生长需要，引起此种营养不良。

（二）反复感染或患有其他疾病

儿童容易患呼吸道感染和腹泻，患病之后儿童的食欲差，体内能量和营养物质消耗增多。在腹泻时，除水分丢失，还影响各种营养素的吸收。此外，肠道寄生虫病、急性慢性传染性疾病、唇腭裂以及幽门狭窄，也是引起此种营养不良的常见病因。

（三）相关的环境和社会因素

研究表明：此种营养不良与其家庭的社会经济状况、父母的文化程度、饮食习惯、家庭子女的数量、居住环境、安全用水等环境社会经济因素有着密切的关系。

二、临床表现

体重不增，体重下降，皮下脂肪逐渐减少，皮肤松弛起皱、苍白、干燥，毛发干枯发黄，精神焦虑或萎靡，反应迟钝，生长发育落后，以及发生各种感染。实验室检查：血浆白蛋白低于 25 g/L。血清前白蛋白，100 ~ 150 mg/L 为轻度营养不良；中度为 50 ~ 100 mg/L；重度为 50 mg/L 以下。

（一）临床分型

1. 轻度营养不良

按年龄测体重数值 $<P_{10}$ 或 $<P_3$ 范围，并且按身高体重测体重数值 $<P_{10}$ 或 $<P_3$ 范围（两项指标可同时 $<P_{10}$，但不同时 $<P_3$）。

2. 中、重度营养不良

按年龄测体重数值 $<P_3$ 范围，并且按身高体重测体重数值 $<P_3$ 范围（两项指标可同时 $<P_3$）。

（二）干预原则

（1）祛除病因，积极治疗原发病。

（2）调整饮食。

①轻度营养不良。在患儿原有的摄食基础上，每日建议增加 60~80 kcal/kg，逐步增加。建议选用含有优质蛋白、高能量密度、微量营养素充足、容易消化的食物，如动物性食物和豆类食物。

②中、重度营养不良。首先应该以补充热量为主，保证主食的摄入。当食欲调整不好的情况下，可以适当地增加一定量的植物油和脂肪含量多的食物。

③食物品种的选择。以营养丰富且容易消化的牛奶、蛋类、瘦肉、鱼、豆制品等为主，辅以新鲜水果和蔬菜。保证进食量，注意食物搭配的多样化，烹调应符合该年龄段儿童，色、香、味、形俱佳。

（3）补充其他营养素。含锌、钙、铁以及多种维生素的营养制剂，促进健康。

（4）适当户外活动，保证充足的睡眠。

第二节　维生素缺乏

一、维生素 A 缺乏

维生素 A 也叫视黄醇，其功能是维持正常的视觉、促进生长发育、维持上皮细胞完整、维持正常免疫功能以及增强机体的抗感染能力。维生素 A 缺乏是世界卫生组织的四大营养缺乏性疾病之一。根据世界卫生组织资料显示，维生素 A 缺乏可以造成 100万~250 万人死亡，50 万学龄前儿童因为维生素 A 缺乏导致失明，因维生素 A 缺乏的干眼病高达 1 000 万人以上。

维生素 A 缺乏分为两类：

（1）临床维生素 A 缺乏。患者出现夜盲症，即白天能看见东西，但是夜间看不见，活动受到限制，眼角膜或眼结膜干燥，严重的情况出现毕脱斑，角膜出现软化，角膜溃疡或瘢痕等临床表现。根据世界卫生组织的报道，全球大约有 280 万的儿童面临着临床维生素 A 缺乏的危险。

（2）亚临床维生素 A 缺乏。即在人体的血中维生素 A 的含量降低，而没有出现上述的维生素 A 临床缺乏的症状，外表貌似为健康人群。根据估计，全球有 2.5 亿的儿童处于亚临床维生素 A 缺乏的营养状态，处于这个阶段的维生素 A 缺乏营养状态的儿童机体免疫力低下，对于疾病的抵抗能力下降，表现为生长发育迟缓，容易患有呼吸道感染以及腹泻性疾病的发生，并且病情比较严重。

如何预防维生素 A 缺乏？

（1）增加富含维生素 A 的食物摄入。尤其是要增加动物性食物摄入的比例，如猪肝、羊肝、牛肝每 100 g 富含维生素 A 的量大约在 5 万国际单位，奶类、黄油、奶酪和蛋类维生素 A 的含量中等，牛肉、羊肉、猪肉中维生素 A 含量较低，植物性食物中含有类胡萝卜素的蔬菜、水果有南瓜、胡萝卜、深绿色叶类蔬菜、马铃薯、杧果、杏、西红柿等。棕榈油中维生素 A 的含量很高，但是我国居民消费的量很少。因为肝中铁的含量也很高，维生素 A 和铁还可以促进相互吸收和被人体吸收利用。

（2）补充适量的维生素 A。推荐服用剂量，小于 6 个月的婴儿服用 1 次 5 万国际单位的维生素 A；6~12 个月的婴儿服用 1 次 10 万个国际单位的维生素 A；大于 12 个月的儿童，每 4~6 个月服用 1 次 20 万国际单位的维生素 A。

（3）强化食物。选择作为强化食品的食物是大多数人经常食用的食物，并且没有因为大量使用这种食品而造成剂量过大的危险。为了保证强化食品的质量，必须集中加工处理，保证经过维生素 A 强化之后不影响该食品的形状、颜色、质地和感官性状。如小麦、稻米、奶制品、茶、人造黄油、糖等。

二、维生素 B_1 缺乏

维生素 B_1 缺乏病临床上以多发性神经炎、组织水肿、心脏扩大以及胃肠道症状为主要特征。此病在我国南方地区发病率较高，主要原因为以精米为主食，且气候炎热潮湿，随汗液流失的维生素 B_1 较多。另外，由于过量饮酒造成维生素 B_1 的亚临床缺乏者为数亦不少，应引起广泛的关注。

(一) 缺乏原因

常见的维生素 B_1 缺乏的原因主要有：

1. 摄入不足

维生素 B_1 主要存在于稻米和小麦的种皮部分，加工越精细，维生素 B_1 损失越多。谷米或蔬菜淘洗过多、浸泡过久，使维生素 B_1 流失，食物加碱烧煮使维生素 B_1 破坏。偏食、某些胃肠道疾病，也可造成维生素 B_1 摄入不足。

2. 吸收利用障碍

(1) 疾病和药物影响。胃肠道疾病或经常服用泻药可使维生素 B_1 吸收不良，肝、肾疾病影响焦磷酸硫胺素 (TPP) 的合成，可造成维生素 B_1 的利用障碍。

(2) 抗硫胺素因子。有些食物含有抗硫胺素因子 (Anti Thiamine Factor，ATF)，可使硫胺素结构改变而降低其生物活性，影响维生素 B_1 的利用。比如鱼类、贝类等海产品中含有抗硫胺素因子，大量生食鱼肉、贝类，有发生维生素 B_1 缺乏的可能。

(3) 慢性乙醇中毒。酗酒是导致维生素 B_1 缺乏的常见原因。乙醇在体内的代谢需要维生素 B_1 的帮助，大量喝酒会消耗大量的维生素 B_1。乙醇还会干扰小肠对维生素 B_1 的吸收，并使肝脏中硫胺素向焦磷酸硫胺素的转化减少，使维生素 B_1 的利用降低。

3. 需要量增加或消耗过多

维生素 B_1 需要量增加有生理因素和病理因素，生理因素有妊娠、哺乳、儿童生长发育、高温作业、重体力劳动、剧烈活动等；病理因素有长期发热、消耗性疾病、甲状腺功能亢进等。糖尿病、尿崩症以及使用利尿剂，可使维生素 B_1 从尿中排出量增多。

（二）临床表现

维生素 B_1 在体内储量有限，膳食中缺乏 1~2 周后，身体内的维生素 B_1 含量迅速下降，随着缺乏的持续，将出现脚气病等症状，其表现可因发病年龄及受累的机体系统不同而异。

（1）亚临床型。可见于维生素 B_1 摄入量持续 3 个月以上不能满足机体需要的患者，可出现疲乏无力、烦躁不安、易激动、头痛、恶心、呕吐、食欲减退、胃肠功能紊乱、下肢倦怠、酸痛。随病情发展出现神经或心血管或二者兼有的症状。

（2）神经型。以多发性神经炎症状为主，也叫"干性脚气病"。周围神经系统主要累及肢体远端，下肢发病较上肢早，呈上升性、对称性，感觉异常先于运动障碍。严重者甚至惊厥、昏迷。

（3）心血管型。维生素 B_1 缺乏病引起的心功能不全，以右心室为主的左右心室衰竭，常见症状为水肿，有时即使心脏功能正常亦可有水肿出现，因此被称作"湿性脚气病"。亦可见以心肌病变为主要表现的急性暴发，病人感呼吸困难、烦躁不安、心率增快、心脏扩大、肢端发绀呈袜套样或手套样，可因心功能衰竭而死亡，多见于婴幼儿。

（4）婴儿脚气病。多发生于 2~5 月龄的婴儿，多由于母乳中维生素 B_1 缺乏所致。病情急、发病突然，患儿初期有面色苍白、哭闹不安和浮肿，但往往被忽视。严重时出现心跳快、呼吸困难、喉头水肿，形成独特的喉鸣；晚期可发生发绀、心力衰竭、肺充血及肝瘀血、脑充血、强直痉挛，直至死亡。症状开始至死亡仅1~2天，治疗及时者可迅速好转。

（三）维生素 B_1 缺乏病的防治

（1）改良谷类加工方法，调整饮食结构。纠正过于追求食物精细的消费倾向，防止谷物加工过细导致硫胺素的大量耗损；纠正不合理的烹调方法，以减少维生素 B_1 的损失；改变饮食习惯，经常食用一些杂粮、杂豆，用新鲜食物代替腌制食物等，少吃有抗硫胺素因子的生鱼贝类，避免对维生素 B_1 的破坏。瘦肉及内脏维生素 B_1 含量较为丰富，豆类、种子或坚果类等食物也是硫胺素的良好来源，应多选择食用，以增加维生素 B_1 的摄入。

（2）进行营养状况监测，广泛开展健康教育活动。开展对婴幼儿、儿童、孕妇、乳母等易感人群的监测，及时发现亚临床缺乏者，进行营养干预。加强营养知识的普及和教育，使居民了解食物的选择与调配。酗酒者需戒酒并适时补充维生素 B_1。

（3）食品强化。将维生素 B_1 强化到米、面制品、乳品、糕点、啤酒等食物中，提高食物中维生素 B_1 的含量，以满足人体需要。

三、维生素 B_2 缺乏

由于长期维生素 B_2 摄入不足而引起的外生殖器、舌、唇、口角等部位的上皮组织病变，称维生素 B_2 缺乏病。由于我国居民饮食结构的特点，该缺乏病在我国是一种常见的营养缺乏病。冬季的发病率高于其他季节。

（一）缺乏原因

人体内维生素 B_2 储存很少，食物摄取过多时，即随粪便、尿排出体外。单纯的维生素 B_2 缺乏很少见，通常是多种营养素联合缺乏。维生素 B_2 缺乏也可影响其他营养素的摄取和利用。

（1）摄入不足。摄入不足是维生素 B_2 缺乏的主要原因，包括食物摄取不足。由于维生素 B_2 主要存在于动物性食物当中，如乳类、蛋类、肉类、动物肝脏等，如果动物性食物摄入受限，易发生维生素 B_2 缺乏。淘米过度、蔬菜先切后洗、切后浸泡等不合理的烹调方式，也会增加维生素 B_2 的破坏。

（2）吸收障碍。消化道吸收功能障碍、嗜酒、药物影响以及结核、风湿、恶性肿瘤等慢性消耗性疾病等，影响维生素 B_2 的吸收，并使破坏增加，导致维生素 B_2 不足。

（3）需要量增加或消耗过多。在妊娠、哺乳、青少年成长、体力劳动、精神紧张等情况下，机体维生素 B_2 需要量增加；而甲状腺功能亢进、长期低热等疾病，可使维生素 B_2 消耗增多，从而导致体内维生素 B_2 缺乏。

（二）临床表现

维生素 B_2 在体内耗竭的时间为 $60\sim180$ 天，膳食中供应不足 $2\sim3$ 个月后即可出现缺乏症状。维生素 B_2 是体内 40 多种黄酶的辅基，对人体生理功能的影响较大，其缺乏症状也不像其他缺乏症那样特异。

（1）比较突出的表现是口腔黏膜溃疡、唇炎、口角炎、舌炎、鼻及睑部的脂溢性皮炎。

（2）男性有阴囊炎，女性偶见阴唇炎，故有口腔—生殖系综合征的说法。

（三）维生素 B_2 缺乏病的防治

（1）选择富含维生素 B_2 的食物。维生素 B_2 的食物来源主要是动物肝、肾、心、蛋黄、乳类。豆类的维生素 B_2 含量也很丰富，绿叶蔬菜中维生素 B_2 含量比根茎类和瓜茄类高，是发展中国家人群膳食维生素 B_2 的主要来源。

（2）食物强化。天然谷类食品的维生素 B_2 含量比较低，经食物强化可使其含量增加。

（3）合理烹调、储存。维生素 B_2 在热环境稳定，但被紫外线照射易破坏。因此，牛奶、酸奶的储藏应注意避光；维生素 B_2 强化食品也应注意避免光照，以减少维生素 B_2 的分解。

四、叶酸缺乏

叶酸缺乏最常见的危害是引发巨幼红细胞性贫血，孕妇叶酸缺乏可造成严重的胎儿发育不良及神经管畸形。

（一）缺乏原因

引起叶酸缺乏的原因与其他维生素缺乏症相同，大致可分为：摄入不足，消化、吸收、利用障碍，需要量增高及排出过多。叶酸摄入不足为最常见原因，大多发生在较贫困的人群。需要量增高如妊娠、哺乳、婴儿和青春期等都是容易发生叶酸缺乏的高危人群。各种原因的贫血、恶性肿瘤、寄生虫感染、传染病等也可增加叶酸的需要量。

（二）临床表现

（1）成人膳食缺乏叶酸 5 个月，可出现巨幼红细胞性贫血，这种贫血是用铁剂不能治愈的。婴幼儿缺乏叶酸 2 个月就可出现巨幼红细胞性贫血、精神萎靡、发育缓慢等。

（2）中老年人长期缺乏叶酸可导致厌食和营养不良从而引起智力退化性综合征。

（3）怀孕期间叶酸缺乏，不但引起孕妇巨幼红细胞性贫血，还会导致胚胎发育缓慢、智力低下和胎儿畸形，如神经管畸形、兔唇等，我国每年因孕妇叶酸缺乏而导致的神经管畸形儿约 8 万~10 万例。

（4）研究发现，叶酸、维生素 B_6 及维生素 B_{12} 缺乏时可发生血中同型半胱氨酸浓度增高。一般认为，空腹同型半胱氨酸水平在 5~15 μmol 为正常，≥16 μmol 即提示为高同型半胱氨酸血症，是引起动脉硬化的独立危险因素。

（三）叶酸缺乏病的防治

（1）选择富含叶酸的食物。叶酸在动物肝、肾中含量丰富，蛋、鱼、坚果、橙、橘、绿叶蔬菜等含叶酸也较高。因此，只要做到食物多样、平衡膳食，即能预防叶酸缺乏症的发生。

（2）进行重点人群监测，加强营养教育活动。妊娠妇女为叶酸缺乏的重点监测人群，应加强营养宣传，普及叶酸缺乏危害的知识。许多妇女常常不知道自己已经怀孕而忽略叶酸的补充，因此注意叶酸的补充应作为新婚学习的重要内容，从孕前期开始就注意补充叶酸。

（3）食品强化，补充营养增补剂。中国妇幼营养专家建议孕前期妇女应多摄入富含叶酸的食物，如肝、肾、蛋、花生等食物，或每日补充叶酸 400 μg。特别是曾经生育过神经管畸形儿的母亲，除食物补充外，孕期应补充叶酸 400 μg 或食用叶酸强化食物。

五、维生素 C 缺乏

长期维生素 C 缺乏引起的营养缺乏病，称坏血病。过去几百年间曾在远航水手、探险家和军队中广为流行，临床表现为牙龈肿胀、出血，皮肤瘀点、瘀斑，以及全身广泛出血。目前，典型的维生素 C 缺乏病已不多见，但亚临床缺乏仍有发生，尤其是在婴幼儿和老年人当中，如限制饮食或长期不吃果蔬者，易患维生素 C 缺乏病。

（一）缺乏原因

（1）摄入不足。谷类和豆类除发芽制品外基本不含维生素 C，维生素 C 在动物性食物中含量很少，遇碱、加热可使其迅速破坏。食物中缺乏新鲜蔬菜、水果，或在食物加工过程中处理不当使维生素 C 大量破坏，乳母膳食长期缺乏维生素 C，或以牛乳或单纯谷类食物长期人工喂养而未添加含维生素 C 辅食的婴儿，也容易发生维生素 C 缺乏。

（2）需要量增加。生长发育较快的婴儿和早产儿、新陈代谢率增高、感染及慢性消耗性疾病、严重创伤等使维生素 C 需要量增加。

（3）吸收障碍。慢性消化功能紊乱等可致维生素 C 吸收减少。

（4）药物影响。某些药物如雌激素、肾上腺皮质激素、四环素、降钙素、阿司匹林等可影响机体维生素 C 的代谢，从而导致维生素 C 缺乏。

（二）临床表现

维生素 C 缺乏起病缓慢，需 3~4 个月方可出现症状。典型的表现如下：

（1）出血。胶原蛋白是人体结缔组织的主要成分，骨骼、牙齿、筋腱、血管壁都需要胶原蛋白参与建造，维生素 C 有帮助胶原蛋白合成的作用。维生素 C 缺乏的典型症状是发生坏血病，其主要机理是胶原蛋白合成障碍、血管壁的胶原蛋白层无法正常修复而导致出血。皮肤瘀点为维生素 C 缺乏的突出表现，早期可有毛囊周围角化和出血，齿龈常肿胀出血，随着病情进展，亦可有鼻衄并可见眼眶骨膜下出血引起眼球突出，月经过多、血尿等。偶见消化道出血、关节腔内出血、心包、胸腔，甚至颅内出血。病人可因颅内出血突然发生抽搐、休克，以致死亡。

（2）牙龈炎。常见牙龈出血、松肿，稍微加压即有出血，并有溃疡和继发感染。重者溃疡进展迅速，牙槽骨坏死而牙齿脱落。慢性者可出现牙龈萎缩、牙根浮露，牙齿松动、脱落。

（3）骨骼症状。长骨骨膜下出血或骨干骺端脱位可引起患肢疼痛，导致假性瘫痪。婴儿的早期症状之一是四肢疼痛呈蛙状体位，对其四肢的任何移动都会使其疼痛以致哭闹。少数患儿在肋骨、软骨交界处因骨干骺半脱位可隆起，排列如串珠，称"坏血病串珠"。与佝偻病肋骨串珠不同，坏血病串珠部位可出现尖锐突起，内侧可扪及凹陷。维生素 C 缺乏可引起胶原蛋白合成障碍，使骨有机质形成不良而导致骨质疏松。

（4）其他症状。维生素 C 缺乏还与炎症、动脉硬化、肿瘤等多种疾病有关。由于长期出血，且维生素 C 不足可影响铁的吸收，从而引起缺铁性贫血。有些病人泪腺、唾液腺、汗腺等分泌功能减退甚至丧失，而出现与干燥综合征相似的症状，但给予维生素 A 治疗无效，由于胶原合成障碍，伤口愈合不良。因免疫功能受损，容易发生感染。

（三）维生素 C 缺乏病的防治

（1）膳食中保障摄入富含维生素 C 的食物。应注意摄入富含维生素 C 的新鲜水果和蔬菜，如辣椒、韭菜、油菜、柑橘、橙、猕猴桃等。维生素 C 在自然的环境中也会自动氧化，含量下降。如新鲜的土豆维生素 C 含量丰富，当储存 4 个月时，仅剩下 1/2 的量；新鲜菠菜储存两天后，仅剩 1/3 的量。

（2）合理烹调加工。维生素 C 具有易溶于水，对氧敏感，对碱和热不稳定，酸能提高保存率，与金属接触时易被破坏而失去活性等特点。烹制菜肴应先洗后切、急火快炒、热水下锅、避免放碱、适当放醋，减少在金属容器内存放，能生吃的尽量生吃。

六、维生素 D 缺乏

维生素 D 缺乏症又称维生素 D 缺乏性佝偻病，是由于缺乏维生素 D 而使体内钙、磷代谢紊乱，产生的一种全身慢性营养性疾病，以正在生长的骨骺端软骨板不能正常钙化造成骨骼病变为其特征。本病常见于婴幼儿。近年来，随着社会经济文化水平的提高，人们卫生保健意识的增强，维生素 D 缺乏症的发病率逐年降低，且多数患儿属轻症。

（一）病因及发病机制

1. 日光照射不足

人体日常所需的维生素 D 主要是利用日光中紫外线照射皮肤而获得。日光中的紫外线照射皮肤后，可使皮肤中的 7-脱氢胆固醇转变为维生素 D_3。日光中的紫外线常被烟雾、尘埃、衣服、玻璃所遮挡或吸收，使内源性的维生素 D 生成减少。居住在寒冷、大气污染、高大建筑物遮挡地区而又缺少户外活动的婴幼儿，因紫外线量明显不足，容易造成维生素 D 缺乏。

2. 维生素 D 摄入不足

乳类（包括母乳和牛乳）中维生素 D 的含量都很少，不能满足小儿生长发育的需要，加上牛乳中钙、磷比例不当（1.2 : 1），不利于钙、磷的吸收，所以牛乳喂养较母乳喂养更易患佝偻病。人工喂养多以米糊、稀饭等淀粉类食物为主，因谷类食品含大量植酸和纤维，可与小肠中的钙、磷结成不溶性植酸钙，也可影响钙、磷的吸收。如婴儿不晒太阳，又不及时补充含维生素 D 的食物，就易患维生素 D 缺乏症。

3. 生长速度过快

生长速度快的婴儿，骨骼发育快，对钙及维生素 D 的需要量也多，故易导致维生素 D 缺乏。早产儿及多胎儿则因体内钙和维生素 D 储备不足，出生后生长速度较快，需要量更大，若维生素 D 供应不足，也易患佝偻病。患儿 2 岁后生长速度减慢，且户外活动增多，故佝偻病的患病率较低且活动性佝偻病较少。

4. 疾病影响

慢性胃肠道疾病及肝、胆系统疾病可影响维生素 D 和钙、磷的吸收及利用，肝和肾是羟化维生素 D 的器官，肝、肾疾病可影响维生素 D 的羟化过程，也可影响钙、磷的吸收和利用，都与本病有密切关系。

5. 药物影响

长期服用抗惊厥药物可使体内维生素 D 不足，如苯妥英钠、苯巴比妥等可提高细胞微粒体氧化酶系统的活性，使维生素 D 和 $1,25-(OH)_2D_3$ 分解失去活性；糖皮质激素有对抗维生素 D 转运钙的作用。

维生素 D 缺乏症可以看成是机体为维持血钙水平而对骨骼造成的损害。$1,25-(OH)_2D_3$ 与甲状激素（PTH）和降钙素（CT）共同维持人体的钙、磷平衡。维生素 D 缺乏时，肠内钙、磷吸收减少，以钙、血磷降低。血钙下降引起甲状旁腺功能继发性亢进，加速骨质脱钙，以维持血钙水平。PTH 增加肾排磷增加，排钙减少，结果使血钙维持正常或接近正常，而血磷下降，钙磷乘积降低，使骨样组织的钙盐沉积发生障碍，造成骨细胞增生，在局部造成骨样组织堆积，碱性磷酸酶的分泌增多，临床上出现一系列维生素 D 缺乏症的症状和血液生化的改变。

（二）临床表现

维生素 D 缺乏症好发于 2~3 岁的婴幼儿，特别是 3 个月以下的小婴儿，以神经精神症状出现最早，继而出现生长中的骨骼改变及肌肉松弛，重症维生素 D 缺乏症患儿还可以出现消化和心肺功能障碍，可影响智力发育和免疫功能。临床上将维生素 D 缺乏症分为初期、极期、恢复期和后遗症期四期，初期、极期统称为活动期。症状主要发生在初期，体征主要见于极期、恢复期和后遗症期。可用 X 线检查各期典型的骨骼改变。

（三）防治要点

防治的目的在于预防疾病发生，控制病情活动，防治骨骼畸形和复发。

1. 一般治疗

孕妇及婴幼儿应多进行户外活动，多晒太阳；多吃含维生素D的食物，必要时可服用维生素D和适量钙剂。

2. 维生素治疗

治疗的原则应以口服为主。

（1）轻症患者口服维生素D制剂。

（2）重症或腹泻不能口服患者注射维生素D制剂。治疗1个月后应复查效果，若临床表现、血生化检测和骨骼X线改变无恢复征象，应与维生素D依赖性佝偻病相鉴别。

3. 钙剂

可用乳酸钙和葡萄糖酸钙口服，不宜与乳类同服，以免结成凝块，影响钙剂吸收。

4. 整形治疗

该病所致的骨骼畸形多数在治疗过程中自行校正，若严重畸形持续存在，可在4岁之后考虑做矫形手术。

七、维生素E缺乏

维生素E族包括α-、β-、γ-和δ-生育酚，α-生育酚右旋立体异构体是唯一自然存在的形式，其生物活性最大（1.49 U/mg）；完全人工合成的消旋α-生育酚是完全外消旋的，其生物活性只有右旋-α-生育酚的75%（1.1 U/mg）。国际标准是1.0 U相当于1 mg消旋-α-生育酚乙酸酯的活性（1.0 U/mg）。

维生素E（生育酚）为脂溶性维生素，在自然界中普遍存在，故人类由于维生素E摄入量不足而产生缺乏症者少见，维生素E缺乏症主要见于早产儿或长期脂肪吸收障碍的患者，如胆管闭锁和胰腺纤维囊性变等。

（一）病因及发病机制

生育酚具有抗氧化剂的作用，能够阻止细胞膜上多不饱和脂肪酸的脂质过氧化反应。α-生育酚的抗氧化能力与含硒的谷胱甘肽过氧化物酶相仿。维生素 E 缺乏时，生物膜易受到过氧化损伤，造成红细胞溶血。

维生素 E 的吸收与脂类相似，在小肠上部吸收最强，以乳糜微粒形式被吸收入血。胰脂酶以及胆汁对消化吸收有重要作用，缺乏时可使维生素 E 吸收减少。维生素 E 存在于所有组织中，主要贮存在脂肪组织。血浆脂质水平影响维生素 E（生育酚）在血浆和脂肪组织的分布比例，故人血浆维生素 E（生育酚）水平随着总血浆脂质水平而变化。

由于高含量多价不饱和脂肪酸（PUFAS）的饮食将会导致细胞膜 PUFA 含量相应变化，造成细胞膜脂肪酸过氧化的易感性更高，因而需要更多维生素 E。维生素 E 的需要量随食物中 PUFA 的增加而增加。人乳含 PUFA 较低，维生素 E/PUFA 比值较高，对新生儿更为适宜。在 20 世纪 60 年代，奶粉喂养的早产儿经常发生溶血性贫血，并发现其体内 PUFAS 水平很高，而维生素 E 水平很低。鉴于此，人们改良了奶粉配方（提高维生素 E/PUFA 比值），上述现象也迅速消失了。铁可催化 PUFA 的过氧化反应，因此补充铁剂的早产儿维生素 E 需要量增加。

（二）临床表现

早产儿溶血性贫血可以是维生素 E 缺乏的一种表现。常在生后 1~3 个月出现明显症状，贫血面貌，可有黄疸。血浆维生素 E 水平低，网织细胞增多以及血胆红素过多，常有皮下水肿，多发生在眼睑、小腿和外阴部，可能是血管内皮细胞受到氧化损伤所致。

（三）预防

母乳喂养的足月儿，其血中生育酚的浓度在断奶前一直处于成人的正常范围内。美国儿科学会营养委员会推荐：针对足月儿的配方奶中维生素 E 含量不低于 0.75U/100kcal，维生素 E 与 PUFA 比值不低于 0.5mg 生育酚/亚油酸。对符合上述标准配方奶喂养的足月儿无须额外添加维生素 E。由于早产儿自身生理特点、疾病状况和喂养方式等因素，关于早产儿维生素 E 添加并无定论。早产儿母乳中维生素 E 含量高于足月儿母乳，有研究表明母乳喂养的"健康"（无并发症）的早产儿血清维生素 E 基本处于正常范围。早产儿专用配方奶中维生素 E 与 PUFA 比值应高于足月儿配方奶，以满足早产儿维生素 E 需求。也有建议对早产儿常规补充维生素 E 5~25 U/d。

第三节 矿物质缺乏

一、铁

铁缺乏症，尤其是缺铁性贫血，是世界四大营养缺乏病之一。学龄儿童的患病率很高。在城市，学龄儿童的患病率为 10%~20%，农村地区学龄儿童患病率高，个别地区患病率更高。

（一）铁缺乏对学龄儿童的危害

体内含铁量虽然不多，但却有重要的生理作用。铁缺乏会给生长发育中的儿童带来体力智力和免疫能力的障碍。首先，铁缺乏造成体内血红蛋白合成减少，氧不能通过血红蛋白运送到体内组织，造成机体缺氧；同时，铁还构成细胞色素酶和过氧化物酶，参与组织细胞呼吸，推动生理氧化还原反应，铁缺乏必将会造成这些重要生理作用受到损害，引起各种病理反应。

铁缺乏如未能及时纠正，就会进一步导致缺铁性贫血。缺铁性贫血的儿童不仅会出现智力和免疫能力的损害，还会有不少临床症状，如注意力不集中，易激动烦躁，食欲差，腹泻，脸色和眼结膜苍白，易患感冒，血红蛋白含量在 110 g/L 以下。

（二）儿童铁缺乏和缺铁性贫血高发的原因

1. 膳食中易被吸收利用的铁较少

在全国性的营养调查中，学龄儿童每日从膳食中获得的铁远远多于 10 mg 的铁供给量标准。但在铁的总摄入量中，植物性铁（非血红素铁）占绝大多数，它不易被机体吸收利用，吸收率在 5% 以下；而容易被人体吸收利用的有机铁（血红素铁）只占很少的比例，为总铁量的 10%～20%，其结果是数量上的优势被质量上的缺陷所抵消，实际被机体吸收的铁并不多，不能充分满足儿童对铁的需要。再加上许多儿童有肠道寄生虫病或消化性疾病，使铁的吸收利用更加减少，缺铁的情况更容易发生。

2. 膳食中妨碍铁吸收的因素较多

在我国的膳食结构中，植物性食品是主要的膳食成分（占 60%～70%）。而植物性食品中，含有很多妨碍膳食中铁被吸收利用的因素。如谷类食品中的植酸盐可与铁形成植酸铁；草酸盐、鞣酸盐和磷酸盐也会与铁形成不溶于水且不能被吸收的大分子络合物；蔬菜中和谷类中的大量纤维素也会同铁结合，使膳食中的铁不能被吸收。

（三）铁缺乏病的防治

（1）提供铁和优质蛋白丰富的膳食。动物血、红肉、动物肝脏、鱼类为首选。虽然蛋类为贫铁食物，但不失为防治缺铁性贫血时补充优质蛋白的优选食品。含铁丰富的蔬菜有芹菜、小白菜、鲜豆角、菠菜、荠菜、芋头、豆芽等，含铁丰富的菌藻类食物有紫菜、海带、蘑菇、黑木耳、银耳等，含铁丰富的水果有葡萄、山楂、草莓、樱桃、杏、桃、红枣、龙眼等。

（2）注意食物搭配。维生素 C 可与铁形成可溶性螯合物，使铁在高 pH 值条件下也能溶解，可促进铁的吸收，所以尽可能将富含铁的食物与富含维生素 C 的食物搭配。禽、肉、鱼类食物中的蛋白质可促进铁的吸收，被称为肉类因子，是铁吸收的促进因素。

（3）摄入充足的参与红细胞生成的营养素。如维生素 A、维生素 B_2、维生素 B_{12} 和叶酸等，以增加铁的生物利用率。

（4）可以选用铁强化食品。如铁强化酱油、铁强化面粉等。

（5）限制浓茶、浓咖啡。避免在用餐时大量喝茶或咖啡等，以免妨碍铁的吸收。

（6）适宜摄入膳食纤维。不要过多摄入膳食纤维，每天的适宜摄入量为 20~25 g。

二、碘

碘是一种人体必需的微量元素，当摄入不足时，机体会出现一系列的障碍。这些障碍，我们可以统称为碘缺乏病。在这一系列的障碍中，地方性甲状腺肿与地方性克汀病是两种已熟知的碘缺乏病，前者主要见于成年人，后者则发生于胎儿和儿童。世界各地的地方性甲状腺肿常见于离海较远的高原地区，在我国以西南、西北、东北的 10 多个省市较为多见。

（一）临床表现

（1）地方性甲状腺肿主要表现为甲状腺肿大，突眼，高代谢症群（怕热、心悸、出汗、甲亢、消瘦、腹泻、基础代谢增高）。

（2）克汀病是由于胎儿或胎儿出生后前几个月碘的供给极度缺乏而造成的，后果将极为严重。主要表现为"呆、小、聋、哑、瘫"。治疗后效果不理想。

（二）碘缺乏病的防治

（1）海洋是个天然大碘库，为了预防碘缺乏病可经常吃含碘高的海带、紫菜、蛤干、干贝等海产品。

（2）对于饮水及食物中缺碘的地区，可采用碘化钾与食盐按1：20 000的比例制成加碘盐食用，这是世界各国普遍采用的碘强化方法，效果良好。

三、钙

钙是人体必需的矿物质，是建造人体骨骼和牙齿的主要材料，人体含钙约1 200 g，其中99%在骨骼和牙齿中。钙是容易缺乏的营养素之一，钙缺乏对人体健康有一定的危害。据膳食调查资料表明，我国各种人群钙的摄入量都达不到供给量的水平，一般仅达到供给量的50%，所以钙的供给量是值得重视的问题。

学龄前儿童正值生长发育的旺盛阶段，骨骼和牙齿不断增长，需要摄入充足的钙。学龄前儿童一般每日钙的供给量为800 mg，小学生10岁以下的每日供给量为800 mg，10~12岁为1 000 mg，13~16岁则为1 200 mg。

钙的食物来源虽较多，但一般吸收率不高，这主要是钙的吸收受很多因素的影响，尤其是植物性食物来源的钙受干扰吸收的因素更多，如粮谷中的植酸、蔬菜中的草酸都可和钙结合成不溶解的盐类而影响钙的吸收，还有对脂肪消化不良的人，未被吸收的脂肪酸也可和钙形成不被吸收的钙皂而随粪便排出体外。但是食物中也存在一些促进钙吸收的因素，如维生素D、乳糖、氨基酸等都可促进钙的吸收，所以小学生的膳食应注意供给钙质含量高又易于吸收的食物。

奶及奶制品是含钙丰富的食物，每100 mL鲜奶中含钙100~150 mg，而且乳糖还可促进钙的吸收；其他如豆类和大豆制品

（豆腐、豆腐干、素鸡等）、虾皮、紫菜、海带等含钙量也很丰富，可以经常选用以补充钙之不足。除食用富含钙的食物外，小学生还应注意户外活动，多接触阳光，可促使皮下 7-脱氢胆固醇转化为维生素 D_3，有利于钙的吸收。

四、锌

锌是人体必需的微量元素之一，在体内的含量仅次于铁。锌与胎儿发育、儿童生长发育、新陈代谢、组织修复均密切相关。锌缺乏病是体内锌含量不足导致体内多种酶的活性降低，从而影响人体的各种生理功能。临床表现为食欲减退、厌食，生长发育障碍，创伤愈合迁延，免疫功能低下、反复感染，青春期缺锌还可以表现为性成熟障碍。

（一）锌缺乏病的病因

（1）摄入不足。婴儿自母体获得的锌储备很少，出生后几乎依赖食物中的锌维持需要。肉、鱼、蛋等动物性食物不仅含锌丰富，而且易于吸收，谷类等植物性食物含锌量较动性食物少，故辅食添加不当、素食者容易缺锌。全胃肠道外营养如未加锌或加锌不足也致严重缺锌。

（2）吸收障碍。各种原因所致的腹泻皆可妨碍锌的吸收。牛乳含锌量与母乳相似。牛乳锌的吸收率远低于母乳锌，故长期纯牛乳喂养也可致缺锌。

（3）需要量增加。在生长发育迅速阶段的婴儿，或组织修复过程中，或营养不良恢复期等状态下，机体对锌的需要量增多，如未及时补充，可发生锌缺乏。

（4）丢失过多。如反复出血、溶血、大面积烧伤、慢性肾脏疾病、长期透析、蛋白尿以及应用金属螯合剂（如青霉胺）等均可因锌丢失过多而导致锌缺乏。

（5）遗传缺陷。肠病性肢端皮炎是一种常染色体隐性遗传性疾病，因小肠缺乏吸收锌的载体，故可表现为严重缺锌。

（二）锌缺乏病的临床表现

临床症状常表现为厌食、异食癖、食欲减退、黏膜和皮肤反复损害或感染，创伤组织及术后伤口愈合不良，易感染，体格和智能发育速度缓慢。在青春期有外生殖器发育不良或第二性征不发育。其他可见脱发、皮肤粗糙、皮炎、游走性舌炎、反复口腔溃疡等表现。

（三）锌缺乏病的诊断

根据缺锌的病史，喂养史（如饮食中含锌量如何），是否有慢性腹泻等，结合生长发育情况及临床表现、体征，血清锌＜1.47μmol/L，锌剂治疗有效等情况可做出诊断。

（四）锌缺乏病的治疗

（1）针对病因。治疗原发病。

（2）饮食治疗。鼓励多进食富含锌的动物性食物，如肉类、全谷、甲壳类动物、豆类等。初乳含锌丰富。

第四章 学龄前儿童肥胖与控制

第一节 学龄前儿童肥胖的定义及流行病学

(一) 肥胖的定义和分类

肥胖 (Obesity) 是指由于机体的能量摄入大于机体的能量消耗，从而使多余的能量以脂肪形式贮存，导致机体脂肪总含量过多和 (或) 局部含量增多及分布异常，是一种由遗传和环境等多因素引起并对健康造成一定影响的慢性代谢性疾病。

根据发生原因不同，肥胖可分为遗传性肥胖、继发性肥胖和单纯性肥胖。

(1) 遗传性肥胖。主要指遗传物质变异 (如染色体缺失、基因突变) 导致的一种极度肥胖，这种肥胖比较少见。

(2) 继发性肥胖。主要是由于下丘脑—垂体—肾上腺轴发生病变、内分泌紊乱或其他疾病、外伤引起的内分泌障碍而导致的肥胖。

(3) 单纯性肥胖。主要是指排除由遗传性肥胖、代谢性疾病、外伤或其他疾病所引起的继发性、病理性肥胖，而单纯由于营养过剩所造成的全身性脂肪过量积累，是一种由基因和环境因素相互作用导致的复杂性疾病，也常表现为家族聚集倾向。

(二) 学龄前儿童肥胖现状

近 30 年来，全球超重和肥胖率正以惊人的速度增长。随着经济的飞速发展，无论是发达国家，还是发展中国家，成年及儿童青少年超重肥胖率均呈现增长趋势，肥胖已经成为严重的公共卫生问题。2013 年，发达国家男性儿童青少年超重肥胖率为 23.8%，女性为 22.6%；发展中国家男性儿童青少年超重肥胖率为 12.9%，女性为 13.4%。

随着社会经济的发展，我国城乡儿童青少年的营养状况都有了明显的改善，农村儿童青少年的膳食结构趋于合理，生长发育水平稳步提高，贫血和营养不良率呈下降趋势。但是，我国地域广阔，社会经济发展不平衡，同时由于膳食结构和生活方式的变化，我国儿童青少年肥胖呈现上升的趋势，不仅影响着儿童青少年的健康，也给社会带来了沉重负担，并且正在发展成为影响国民素质和社会发展的公共卫生问题。

20 世纪 80 年代，我国儿童的超重及肥胖率还处于一个较低水平。90 年代以后，我国儿童的超重及肥胖率出现快速上升趋势，无论是超重率还是肥胖率都呈现出城市高于农村，男性高于女性的情况。我国八城市 7 岁以下儿童单纯性肥胖流行病学调查显示，1986 年 0~7 岁儿童单纯性肥胖检出率为 0.91%，其中男性儿童为 0.93%、女性儿童为 0.90%。儿童肥胖检出率处于较低水平。在 1986—1996 年的 10 年间，儿童肥胖率出现增长。1996 年的调查结果显示，0~7 岁儿童单纯性肥胖检出率男性儿童为 2.12%，女性儿童为 1.38%。在 1996—2006 年的 10 年间，儿童肥胖检出率继续攀升。2006 年的调查结果显示，0~7 岁儿童的超重检出率为 6.25%，其中男、女性儿童分别为 6.59% 和 5.88%；肥胖检出率为 3.19%，其中男、女性儿童分别为 3.82% 和 2.48%。各年龄组检出率差异有统计学意义，1 个月组为 1.86%，1 岁后下降，3 岁开始回升，6~7 岁达到最高为 7.02%。北、中、南三个地区检出率不同，分别为 3.21%、3.97% 和 2.47%（图 4-1）。

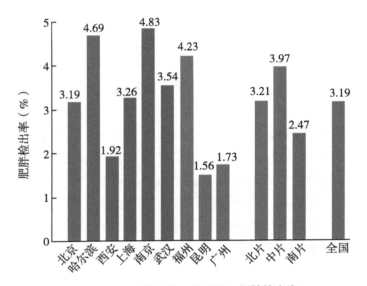

图 4-1　不同城市间（地区间）肥胖检出率

婴儿期与学龄前期是超重肥胖的高发年龄，正好与脂肪组织的发育活跃期及重聚期相吻合。不同性别、不同年龄的儿童肥胖都以轻度为主，随着年龄增长，中、重度肥胖逐渐增多。重度肥胖主要出现在 3 岁以后，并且男童高于女童。

第二节　学龄前儿童肥胖的影响因素

肥胖的发生受遗传、环境和社会文化因素共同影响。许多研究证实儿童肥胖及相关慢性病是遗传、环境、饮食行为等因素共同作用的结果。

（一）遗传学因素

饮食和运动等生活行为对肥胖的发生发展起着十分关键的作用，但遗传因素是肥胖产生的内在基础，即使是生活行为和环境改变最终也是通过基因表达的改变而发挥作用。肥胖是一种复杂的多基因疾病。不同人群遗传背景不同，生活环境和行为习惯各异，肥胖的病因和发生机制各有特点，所表现的肥胖特征也不尽相同。多项研究显示，肥胖具有家族聚集性，肥胖父母与非肥胖父母相比，其子女肥胖的概率更高。国内一项研究在 2010—2015 年对北京、沈阳、上海和厦门 4 个城市幼儿园学龄前儿童进行了追踪调查，初步证实了肥胖基因的存在。近年来，随着基因技术的发展，越来越多的肥胖相关基因位点被识别。目前被识别的肥胖相关基因根据其主要作用功能分为三类：①调节能量消耗的基因，如 β-肾上腺素能受体、解偶联蛋白、IRX3 和 IRX5 基因等；②调节能量摄入的基因，如瘦素以及瘦素受体、黑素皮质激素受体 4、阿黑皮素原等；③调节脂肪细胞储存脂肪的基因，如过氧化物酶体增殖物激活受体 γ、脂联素等。尽管如此，目前已经被识别出来的基因及位点也只能解释 2%~4% 的肥胖变异程度，这种现象被称为丢失的遗传度。

1995 年，Barker 教授提出了"成人疾病的胎儿起源"（Fetal Origin of Adult Disease，FOAD）假说，认为胎儿宫内不良环境使其自身代谢和器官的组织结构发生了适应性调节，即胎儿编程（Fetal Programme），可以改变人体的结构、功能和代谢，并影响成年期疾病的发生。随着研究的深入和扩展，渐渐形成了健康与疾病的发育起源（Developmental Origins of Health and Disease，DOHaD）学说，从关注宫内发育状况扩展到关注整个生命早期历程对健康的影响，如改善孕期到 2 岁期间（生命最初的 1 000 天）的母婴营养和养育环境，不仅限于能够降低母婴的发病率和死亡率，而且能够降低远期疾病风险。

DOHaD学说和儿童肥胖密切相关。该学说认为，出生前的事件和儿童期环境因素，包括孕妇的体型、孕期增重、代谢和内分泌状况、胎儿出生后早期的生长发育和养育环境等，都会影响胎儿和新生儿的生理功能，包括机体组织结构和功能上的永久变化，进而增加儿童期甚至成年期发生肥胖等相关慢性疾病的风险。

生命最初的1 000天，即从孕期到2岁，是一个生长发育的关键期，良好的营养可以保障和促进儿童体格和脑发育，被称为"机遇的窗口期"（Window of Opportunity）。2010年联合国千年发展目标首脑会议提出了要在全球推动以改善婴幼儿营养为目的的"1 000天行动"。卫生部发布《中国0~6岁儿童营养发展报告（2012）》，提出"生命最初1 000天，决定一生营养与健康"理念，呼吁孩子一生的健康要从妈妈孕期的营养抓起。儿童早期营养失调和不良的养育环境，不仅关系到孩子当下的体格发育和脑发育，而且可能影响到成年后的健康。近期危害表现为体格和智力发育问题，患病率和死亡率增加；远期危害表现为智力发育滞后，学习和工作能力下降，患肥胖、心血管疾病、糖尿病、高血压等慢性病的风险增加。

（二）膳食因素

目前，我国学龄前儿童的膳食结构有不合理之处。膳食结构不合理，尤其脂肪供能比的增高，可能使学龄前儿童摄入过多能量从而导致肥胖发生的危险增高。

能量密度高的食物，如油炸食品及奶油制品、糖果和含糖饮料，若经常食用或食用量大很容易造成能量摄入过多。能量密度低的食物有水果和蔬菜，这两类食物体积大而能量密度较低，又富含人体必需的维生素和矿物质，以蔬菜和水果替代部分其他食物能给人以饱腹感而不致摄入过多能量。常见食物的能量密度见表4-1。

表 4-1 常见食物的能量密度   单位：kcal/100 g

食物	能量	食物	能量
奶油	909	核桃	625
巧克力	588	奶糖	400
干脆面	505	饼干	435
油饼	400	油条	386
蛋糕	345	馒头	222
米饭（蒸）	116		
炸鸡	213	鸡翅	192
猪肉（腿）	189	鸡蛋	145
薯片	612	薯条	575
红薯	99	豆腐	81
马铃薯	76	苹果	52
南瓜	22	黄瓜	15
芹菜	14	冬瓜	11

注：能量密度：单位重量或体积的食物所产生的能量。

（三）饮食行为因素

健康的饮食行为可以促进学龄前儿童体格、智力的发育及健康水平。不健康的饮食行为不仅对学龄前儿童的健康有近期的不良影响，如引起龋齿、非特异性腹泻、缺铁性贫血、肥胖、儿童多动症等，还可能导致成年后的慢性疾病发病率上升，如心脑血管疾病、肿瘤、糖尿病、骨质疏松等，影响成年后的生活质量。因此，儿童时期健康饮食行为的培养，对一个人一生的健康有着重要的意义。

早餐食用频率低/食物种类少增加肥胖发病风险。早餐作为一天中的第一餐，对生长发育中的儿童至关重要。目前，我国不吃早餐的现象比较普遍，研究发现中小学生早餐还存在食物品种单一，营养质量较差的现象。早餐食用情况不仅影响儿童的认知能力和学习成绩，还与肥胖的发生有关，而肥胖会增加高血压、高血糖、高胆固醇血症、高甘油三酯血症、血脂异常、代谢综合征等慢性病的发病风险。

此外，学龄前儿童偏食、挑食、暴饮暴食，以及有吃零食和喝含糖饮料的习惯也造成学龄前儿童超重肥胖。

（四）身体活动不足

随着基础设施的不断建设、交通条件的不断改善和家庭用汽车的普及，学生上下学乘坐车辆的机会越来越多，骑自行车、步行的越来越少。再加上课业负担过重，孩子们户外活动越来越少，体育锻炼不足比较普遍。丰富的电视节目、电子游戏以及网络吸引了儿童青少年将闲暇时间花费在这些静态活动上。儿童静态活动的比例增高，时间也增加，这些给他们的健康带来了负面影响。众多研究表明，静态活动是儿童青少年肥胖、代谢综合征等慢性疾病的一个独立的影响因素。

（五）传统文化因素

社会文化和民族风俗会对人群肥胖的发生发展产生影响。在中国传统文化中，"胖"是健康和富足的象征。胖意味着"福气"和"健康"，许多人都认为胖乎乎的孩子可爱，健康。"胖娃娃"是传统育儿期待的写照。在民间文学作品和民间工艺品中，胖娃娃的形象比比皆是。对胖的向往常常反映在家长鼓励孩子多吃的行为上，与传统的"多吃才能身体健康"的观念有关。

第三节　学龄前儿童肥胖筛查与判断

判定学龄前儿童超重和肥胖的检测标准和方法有多种，包括体脂百分比、BMI、身高（长）别体重 Z 评分等。

（一）体脂百分比

体脂百分比（BF%），是指人体脂肪组织重量占体重的百分比，是判断肥胖的直接指标，是肥胖诊断的"金标准"，可以通过双能 X 线吸收法、气体置换法、计算机断层扫描法、磁共振法、水下称重法、双标水和生物电阻抗法等方法测量。其中，双能 X 线吸收法是最经济、易操作和无创的诊断技术，不仅可测量全身脂肪量，也可以区分身体不同部位（躯干、四肢）的脂肪量，还实现了区分内脏和皮下脂肪量，计算腹部脂肪与臀部脂肪比例。生物电阻抗法可以测量获得人体的脂肪重量百分比、肌肉重量百分比、骨重量百分比和体液重量百分比等，特异性较 DXA 低，但经济、便捷且快速，适用范围越来越广泛，但不同型号仪器之间的检测结果差异较大，缺乏可比性。

目前，世界卫生组织提出了针对成年人体质百分比的判断标准，尚无未成年人的判断标准。WHO 标准规定成年男性体脂含量>25%可诊断为肥胖，成年女性体脂含量>30%可诊断为肥胖。

McCarthy 等采用 BIA 技术检测了英格兰南部 1985 名 5～18 岁儿童身体脂肪含量，利用 LMS 曲线平滑方法，制定出不同性别、年龄别儿童体脂肪发育百分位数曲线，并定义将第 2、第 85、第 95 百分位分别作为较低体脂、超体脂及肥胖的诊断界值点，见表 4-2，将儿童分为体脂肪缺乏、正常、体脂肪过多及肥胖 4 类。

表 4-2　不同性别年龄别儿童体脂肪百分位临界点　　　　单位：%

年龄（岁）	男性				女性			
	P_2	P_{50}	P_{85}	P_{95}	P_2	P_{50}	P_{85}	P_{95}
5	12.2	15.6	18.6	21.4	13.8	18.0	21.5	24.3
6	12.4	16.0	19.5	22.7	14.4	19.1	23.0	26.2
7	12.6	16.5	20.4	24.1	14.9	20.2	24.5	28.0

（续表）

年龄（岁）	男性				女性			
	P_2	P_{50}	P_{85}	P_{95}	P_2	P_{50}	P_{85}	P_{95}
8	12.7	17.0	21.3	25.5	15.3	21.2	26.0	29.7
9	12.8	17.5	22.2	26.8	15.7	22.1	27.2	31.2
10	12.8	17.8	22.8	27.9	16.0	22.8	28.2	32.2
11	12.6	17.7	23.0	28.3	16.1	23.3	28.8	32.8
12	12.1	17.4	22.7	27.9	16.1	23.5	29.1	33.1
13	11.5	16.8	22.0	27.0	16.1	23.8	29.4	33.3
14	10.9	16.2	21.3	25.9	16.0	24.0	29.6	33.6
15	10.4	15.8	20.7	25.0	15.7	24.1	29.9	33.8
16	10.1	15.5	20.3	24.3	15.5	24.3	30.1	34.1
17	9.8	15.4	20.1	23.9	15.1	24.4	30.4	34.4
18	9.6	15.4	20.1	23.6	14.7	24.6	30.8	34.8

我国尚缺乏具有循证依据的体脂百分比评估成年人肥胖及肥胖程度的标准，也没有评估未成年人肥胖及肥胖程度的标准。

（二）体质指数

体质指数（BMI）是目前评价营养状况最常用的方法之一。

$$BMI = 体重（kg）／[身高（m）]^2。$$

对儿童而言，在对超重和肥胖做出定义时需考虑年龄因素，使用年龄性别不同的临界点。

2000年，美国制定出 2～7 岁男女 BMI 百分位数曲线，更新了儿童生长发育图表。国际肥胖工作组（International Obesity Task Force，IOTF）在 6 个国家和地区的儿童 BMI 数据基础上，建立了 2～7 岁儿童分年龄别和性别的超重、肥胖诊断临界点（表4-3）。

表 4-3　儿童超重和肥胖的判定标准：年龄别和性别 BMI 临界点

单位：kg/m²

年龄（岁）	NCHS/CDC 2000 标准				IOTF 标准			
	超重（P85）		肥胖（P95）		超重		肥胖	
	男	女	男	女	男	女	男	女
2	18.12	17.97	19.28	19.06	18.41	18.02	20.09	19.81
2.5	17.67	17.51	18.67	18.58	18.13	17.76	19.80	19.55
3	17.33	17.17	18.24	18.25	17.89	17.56	19.57	19.36
3.5	17.08	16.93	17.97	18.08	17.69	17.40	19.39	19.23
4	16.93	16.80	17.84	18.03	17.55	17.42	19.29	19.15
4.5	16.85	16.76	17.83	18.09	17.47	17.19	19.26	19.12
5	16.84	16.80	17.94	18.26	17.42	17.15	19.30	19.17
5.5	16.90	16.92	18.14	18.51	17.45	17.34	19.47	19.34
6	17.01	17.10	18.41	18.84	17.55	17.34	19.78	19.65
6.5	17.18	17.34	18.76	19.23	17.71	17.53	20.23	20.08
7	17.40	17.63	19.15	19.68	17.92	17.75	20.63	20.51

注：NCHS/CDC 2000 标准中原来不主张对儿童青少年使用"肥胖"一词，其"超重"等于其他地区和标准中使用的"肥胖"概念，而"有超重危险"等同于"超重"概念

2009 年参照 WGOC 标准，按照与成年人界值点接轨的策略，"2005 年中国九市 7 岁以下儿童体格发育调查研究"工作组和"2005 年全国学生体质调研"工作组合作，应用 LMS 方法对数据进行拟合修匀，绘制了"中国 0~18 岁儿童 BMI 生长参照值及生长曲线"，并将该 BMI 曲线在 18 岁通过中国成年人肥胖、超重临界点，获得"中国 2~18 岁儿童肥胖、超重筛查界值点"，见表 4-4。该标准在年龄层面上对 WGOC 标准进行了补充。鉴于 WGOC 标准只适用于 7~17 岁人群，实际工作中，该标准用于判定 2~6 岁的超重或肥胖状态。

表 4-4　中国 2~7 岁儿童超重和肥胖筛查体质指数（BMI）临界点

单位：kg/m²

年龄（岁）	男生		女生	
	超重	肥胖	超重	肥胖
2~	17.5	18.9	17.5	18.9
2.5~	17.1	18.4	17.1	18.5
3~	16.8	18.1	16.9	18.3
3.5~	16.6	17.9	16.8	18.2
4~	16.5	17.8	16.7	18.1
4.5~	16.4	17.8	16.6	18.1
5~	16.5	17.9	16.6	18.2
5.5~	16.6	18.1	16.7	18.3
6~	16.8	18.4	16.7	18.4
6.5~	17.0	18.8	16.8	18.6
7~	17.2	19.2	16.9	18.8

2018 年 8 月 1 日，我国《学龄儿童青少年超重与肥胖筛查》（WS/T 586—2018）卫生行业标准正式发布，标准规定了我国 6~18 岁学龄儿童青少年超重与肥胖的筛查方法，适用于我国所有地区各民族 6~18 岁学龄儿童青少年开展超重与肥胖的筛查（表4-5）。

表 4-5　中国 6~18 岁学龄儿童青少年性别年龄别 BMI 筛查超重与肥胖界值

单位：kg/m²

年龄（岁）	男生		女生	
	超重	肥胖	超重	肥胖
6.0~	16.4	17.7	16.2	17.5
6.5~	16.7	18.1	16.5	18.0
7.0~	17.0	18.7	16.8	18.5

（续表）

年龄 （岁）	男生		女生	
	超重	肥胖	超重	肥胖
7.5~	17.4	19.2	17.2	19.0
8.0~	17.8	19.7	17.6	19.4
8.5~	18.1	20.3	18.1	19.9
9.0~	18.5	20.8	18.5	20.4
9.5~	18.9	21.4	19.0	21.0
10.0~	19.2	21.9	19.5	21.5
10.5~	19.6	22.5	20.0	22.1
11.0~	19.9	23.0	20.5	22.7
11.5~	20.3	23.6	21.1	23.3
12.0~	20.7	24.1	21.5	23.9
12.5~	21.0	24.7	21.9	24.5
13.0~	21.4	25.2	22.2	25.0
13.5~	21.9	25.7	22.6	25.6
14.0~	22.3	26.1	22.8	25.9
14.5~	22.6	26.4	23.0	26.3
15.0~	22.9	26.6	23.2	26.6
15.5~	23.1	26.9	23.4	26.9
16.0~	23.3	27.1	23.6	27.1
16.5~	23.5	27.4	23.7	27.4
17.0~	23.7	27.6	23.8	27.6
17.5~	23.8	27.8	23.9	27.8
18.0~	24.0	28.0	24.0	28.0

注：中华人民共和国卫生行业标准《学龄儿童青少年超重与肥胖筛查》（WS/T 586—2018）

BMI 虽是目前全球应用最广泛的评价成年人和儿童超重和肥胖状态的间接测量指标，但尚缺乏儿童 BMI 与远期疾病作为结局指标关联的循证依据，因此目前儿童 BMI 判定标准基本属于"统计学标准"。

（三）身高（长）别体重 Z 评分

体重、身高（长）是评价婴幼儿消瘦和超重最常用的指标。世界卫生组织采用身高（长）别体重 Z 评分评价 5 岁以下儿童消瘦和超重。公式为：

$$身高（长）别体重 Z 评分=$$

$$\frac{婴幼儿体重的测量值-同身高婴幼儿标准体重的中位数}{同身高婴幼儿体重的标准差}$$

身高（长）别体重 Z 评分的意义是将某个婴幼儿的体重测量数据与推荐的同身高（长）婴幼儿理想的体重数据进行比较。该婴幼儿的体重高于这个群体的一般水平，则身高（长）别体重 Z 评分为正值，反之则身高（长）别体重 Z 评分为负值。

判断标准为：身高（长）别体重 Z 评分介于−1~+1 为正常范围，表明婴幼儿体型正常，介于+1~+2，有超重风险；介于 +2~+3，可判断为超重；>+3 为肥胖；介于−1~−2，可判断为偏瘦；介于−2~−3，可判断为消瘦；<−3 为中度消瘦。消瘦常提示较急性的近期营养不良（图 4−2 和图 4−3）。

（四）腰围、腰臀比

1. 腰围

腰围的测量位置是水平位腋中线髂前上棘和第 12 肋下缘连线的中点，水平绕一周测得的周径长度即腰围。腰围是一个用来反映肥胖程度的指标，该指标和腹部内脏脂肪堆积的相关性优于腰臀比值。被测者站立，双脚分开 25~30 cm，体重均匀分配。但目前尚无采用腰围判断学龄前儿童肥胖的标准。

2. 腰臀比（WHR）

是用腰围和臀围的比值来估算肥胖及其危险度的方法，它不

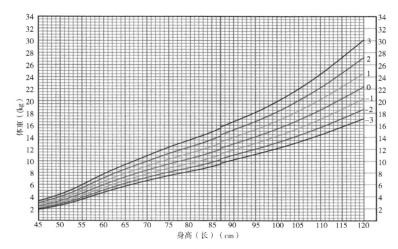

图 4-2 5 岁以下男孩身高（长）别体重 Z 评分
来源：世界卫生组织儿童生长发育标准

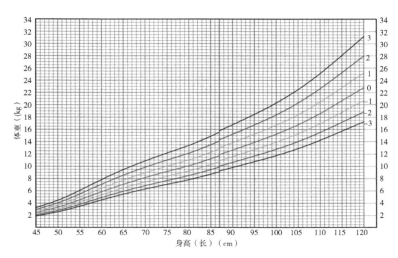

图 4-3 5 岁以下女孩身高（长）别体重 Z 评分
来源：世界卫生组织儿童生长发育标准

能直接得出肥胖度的数值，却能够反映患某些肥胖相关疾病的危险度。但目前尚无采用腰臀比判断学龄前儿童肥胖的标准。

（五）皮褶厚度

用皮褶厚度测量仪测量肩胛下和上臂肱三头肌腹处皮褶厚度，两者相加即为皮褶厚度。另外还可测量髂骨上嵴和脐旁 1cm 处皮褶厚度。皮褶厚度一般不单独作为判定肥胖的标准，而是与身高标准体重结合起来判定。目前尚无采用皮褶厚度判断学龄前儿童肥胖的标准。

第四节　学龄前儿童肥胖与成年后慢性病的关系

营养过剩和（或）活动不足导致的肥胖本身就是一种疾病，而且是多种非传染性慢性疾病的危险因素。儿童肥胖会对心血管系统、内分泌系统、呼吸系统和肝脏、运动骨骼、心理行为及认知智力等方面造成危害。

一、心血管系统

肥胖与儿童高血压存在密切关系，约 50% 的儿童高血压伴有肥胖。血压与体重的正相关联系在儿童时期就已存在，肥胖儿童的血压水平显著高于正常体重儿童，并随着肥胖程度的增加，血压水平显著升高。心脏结构受损及早期动脉粥样硬化：通过超声检查对心血管结构和功能的评估发现，肥胖儿童心脏每搏输出量明显增高，已发生左心室重构、左心室质量、左心室质量指数明显大于同龄正常体重儿童。

二、内分泌系统

2 型糖尿病：对北京市儿童血压研究发现，儿童期肥胖及体脂成分超标的儿童，成年后发生糖尿病的风险是正常体重儿童的

2.7 倍；儿童期肥胖或体脂成分超标，成年后仍然肥胖的人群发生糖尿病的风险是体重持续正常人群的 4.3 倍。代谢综合征：儿童代谢综合征患病率也呈现正常儿童、超重儿童及肥胖儿童逐渐升高，儿童期至成年期持续肥胖的人群发生代谢综合征的风险是体重持续正常人群的 9.5 倍。

三、呼吸系统

哮喘：儿童哮喘与肥胖密切相关，并且随着 BMI 值升高哮喘患儿的肺功能明显下降。睡眠呼吸障碍：肥胖儿童睡眠障碍相关症状的发生率较高，肥胖儿童平均每小时睡眠呼吸暂停低通气指数明显大于超重和正常体重儿童，睡眠时肥胖儿童的平均血氧饱和度、最低血氧饱和度均低于超重和正常体重儿童。除此以外，肥胖还会影响儿童的运动及骨骼发育，对心理、行为、认知及智力产生不良影响，并可能诱发非酒精性脂肪性肝病、癌症等。如果不采取有效的干预措施，到 2030 年，预期我国 0~7 岁儿童肥胖率将达到 6.0%，肥胖儿童人数将增至 664 万人；7 岁及以上学龄儿童超重肥胖率将达到 28.0%，超重肥胖的儿童数将增至 4 948 万人；由超重及肥胖所致成人肥胖相关慢性病的直接经济花费也将增至 490.5 亿元/年。

第五节　学龄前儿童肥胖的预防

一、开展饮食管理

患了儿童肥胖症的儿童要减肥，但不提倡节食，因为儿童处在发育阶段，一定要保证足够的营养。在进食方面少一些油腻，多一点清淡。此外，进食的速度慢一些，尽量细嚼慢咽。肥胖作为营养——喂养失衡的一种营养结局，成为现代儿童营养偏离的一种主要表现形式。越来越多的研究证明儿童肥胖与其饮食结构不合理，喜吃快餐饮料、食量大、进食速度快，而运动少有关。儿童期尤其是幼儿期，有较强的模仿性和受引导性，他们的摄食在很大程度上受父母的影响，父母的不良饮食行为、生活方式直接导致了儿童不良习惯的形成。因此家长应树立好榜样，改变不良的生活方式与饮食习惯，给子女提供各种健康食物的选择，避免幼儿挑食和偏食糖类、高脂肪、高热量食物；不强迫子女进食，让孩子体验饱腹感，知道该何时停止进食；不要用食物奖励孩子或把不给子女食物作为惩罚；正确衡量子女每天所需的食物，把握食物的均衡性，适宜的运动，让孩子从小养成良好的饮食习惯，建立健康的生活方式，才能预防和控制儿童肥胖的发生。

二、创造健康环境

首先家长要让孩子认识到肥胖的危害，绝对不能歧视肥胖的孩子，更不能在平时的语言和行动中伤害肥胖孩子，让孩子认识肥胖的危害有多种方式，带他们去一些运动场所，尝试让他们玩各种他们感兴趣的游戏，以此来激发孩子自我减肥的心态。通过利用社区资源，在社会各部门的参与下，以不同的场所针对不同的目标人群开展疾病防治和健康促进活动，改变生活方式和生活环境，增强个体或社区控制影响健康因素的能力，创造健康环境，预防疾病，提高健康水平。研究显示，以社区为基础的干预措施在降低儿童、青少年肥胖的发生和减少疾病方面是有效的，社区卫生服务机构针对儿童生长发育和营养状况、疾病不同的原因，一对一指导，有利于及时反馈和沟通，并通过一系列的健康教育，影响社区成员的健康行为，为婴幼儿肥胖的控制创造一个良好的大环境。同时，儿童肥胖症的控制策略、肥胖的治疗是相当困难的，而且只限于对超重和肥胖的儿童采取干预措施是不能遏制肥胖人数逐渐扩增的，因此，制定可影响整个社会的预防性公共卫生对策是很有必要和非常关键的。这种预防措施应是综合的、多层次的，以人群为基础的措施，其根本在于鼓励和推动健康的生活方式，包括健康饮食的环境支持和规律的体力活动，通过政府、研究机构、企业和媒体等通力合作，引导食品企业发展有利构建平衡膳食的食品市场，为消费者提供知识的同时提供丰富的健康产品。

三、进行健康的运动

适当的运动不仅能让孩子减肥，还能促进成长。儿童减肥应以运动为基础，运动训练应结合儿童趣味性、可行性，应长期坚持，肥胖儿童运动减肥不提倡激烈的运动，使运动成为儿童的日常生活习惯。训练强度应遵循循序渐进的原则，切忌短期，高强度训练，运动方式可多种多样，如跳绳、步行、骑童车、慢跑、踢球等。同时伴随着近年来学龄前儿童肥胖发生率迅猛上升，在幼儿园阶段进行肥胖干预也显得非常重要。适当调整幼儿园饮食，使其更趋于健康饮食的标准，从而养成儿童良好的生活和行为习惯以控制肥胖儿童的体重增长。

总之，儿童期肥胖的预防和干预，需要各方面的努力，加强防治肥胖的健康教育，引导建立健康的行为习惯，建立科学的、循序渐进的运动计划，以达到预防和控制儿童肥胖的发生，提高儿童生存质量的目的。

第五章　学龄前儿童膳食指导

第一节　中国学龄前儿童膳食指南

学龄前儿童是指 2~5 岁孩子，这个时期的孩子生长发育速率与婴幼儿相比略有下降，但仍处于较高水平。经过 7~24 月龄期间膳食模式的过渡和转变，学龄前儿童摄入的食物种类和膳食结构已开始接近成人，是饮食行为和生活方式形成的关键时期。经过 7~24 月龄期间膳食模式的过渡和转变，2~5 岁儿童摄入的食物种类和膳食结构已开始接近成人，是饮食行为和生活方式形成的关键时期。与成人相比，2~5 岁儿童对各种营养素需要量较高，消化系统尚未完全成熟，咀嚼能力仍较差，因此其食物的加工烹调应与成人有一定的差异。与此同时，2~5 岁儿童生活自理能力不断提高，自主性、好奇心、学习能力和模仿能力增强，该时期也是培养良好饮食习惯的重要阶段。

《学龄前儿童膳食指南》是由中国营养学会制定，适用于满 2 岁后至满 6 岁前的儿童（也称为学龄前儿童）。是基于 2~5 岁儿童生理和营养特点，在一般人群膳食指南基础上增加的关键推荐。

2~5 岁是儿童生长发育的关键时期，不偏食不挑食，每天饮奶，多饮水，避免含糖饮料是学龄前儿童获得全面营养、健康成长、构建良好饮食行为的保障。

家长要有意识地培养孩子规律就餐，自主进食不挑食的饮食习惯，鼓励每天饮奶，选择健康有营养的零食，避免含糖饮料和高脂肪的油炸食物。为适应学龄前儿童心理发育，鼓励儿童参加家庭食物选择或制作过程，增加儿童对食物的认识和喜爱。此外，户外活动有利于学龄前儿童身心发育和人际交往能力，应特别鼓励。

（一）学龄前儿童关键推荐

推荐一：规律进餐，自主进食不挑食，培养良好饮食习惯。

推荐二：每天饮奶，足量饮水，正确选择零食。

推荐三：食物应合理烹调，易于消化，少调料，少油炸。

推荐四：参与食物选择与制作，增进对事物的认知与喜爱。

推荐五：经常户外活动，保障健康生长。

足量食物、平衡膳食、规律就餐是2~5岁儿童获得全面营养和良好消化吸收的保障。因此要注意引导儿童自主、有规律地进餐，保证每天不少于三次正餐，不随意改变进餐时间、环境和进食量；纠正挑食、偏食等不良饮食行为；培养儿童摄入多样化食物的良好饮食习惯。

目前，我国儿童钙摄入量普遍偏低，对于快速生长发育的儿童，建议每天饮奶300~400 mL或相当量的奶制品。儿童新陈代谢旺盛，活动量大，水分需要量相对较多，每天总水量（即饮水和膳食中汤水、牛奶等总和）为1 300~1 600 mL，除奶类和其他食物中摄入的水分外，建议学龄前儿童每天饮水600~800 mL，以白开水为主，少量多次饮用。零食应尽可能与加餐相结合，以不影响正餐为前提，多选用营养密度高的食物如乳制品、水果、蛋类及坚果类等食物。

鼓励儿童体验和认识各种食物的天然味道和质地，了解食物特性，增进对食物的喜爱。建议多采用蒸、煮、炖、煨等方式烹制儿童膳食，从小培养儿童清淡口味，少放调料、少用油炸。

鼓励儿童经常参加户外游戏与活动，实现对其体能、智能的锻炼培养，维持能量平衡，促进皮肤中维生素 D 的合成和钙的吸收利用。此外，增加户外活动时间，可有效减少儿童近视眼的发生。2~5 岁儿童生长发育速度较快，身高、体重可反映儿童膳食营养摄入状况，家长可通过定期监测儿童的身高、体重，及时调整其膳食和身体活动，以保证正常的健康生长。

（二）对学龄前儿童进行膳食指导

1. 如何合理安排学龄前儿童膳食

学龄前儿童每天应安排早、中、晚三次正餐，在此基础上还至少有两次加餐。一般分别安排在上、下午各一次，晚餐时间较早时，可在睡前 2 h 安排一次加餐。加餐以奶类、水果为主，配以少量松软面点。晚间加餐不宜安排甜食，以预防龋齿。

儿童膳食注意要点：

（1）两正餐之间应间隔 4~5 h，加餐与正餐之间应间隔 1.5~2 h；

（2）加餐分量宜少，以免影响正餐进食量；

（3）根据季节与饮食习惯更换和搭配食谱。

2. 如何引导儿童规律进餐、专注进食

由于学龄前儿童注意力不易集中，易受环境影响，如进食时玩玩具、看电视、做游戏等都会降低其对食物的关注度，影响进食和营养摄入。

（1）尽可能给儿童提供固定的进餐座位，定时定量进餐；

（2）避免追着喂、边吃边玩、边吃边看电视等行为；

（3）吃饭细嚼慢咽但不拖延，最好在 30 min 内吃完；

（4）让儿童自己使用筷、匙进食，养成自主进餐的习惯，既可增进儿童进食兴趣，又可培养其自信心和独立能力。

3. 怎样避免儿童挑食偏食

2~5 岁仍处于培养良好饮食行为和习惯的关键阶段，挑食偏食是常见的不良饮食习惯。由于儿童自主性的萌发，对食物可能表现出不同的喜好，出现一时性偏食与挑食，家长或监护人需正确、适时加以引导和纠正。家长良好的饮食行为对儿童具有重要影响，建议家长应以身作则、言传身教，并与儿童一起进食，起到良好榜样作用，帮助孩子从小养成不挑食不偏食的良好习惯。应鼓励儿童选择多种食物，引导其多选择健康食物。对于儿童不喜欢吃的食物，可通过变换烹调方法或盛放容器（如将蔬菜切碎，将瘦肉剁碎，将多种食物制作成包子或饺子等），也可采用重复小分量供应，鼓励尝试并及时给予表扬加以改善，不可强迫喂食。通过增加儿童身体活动量，尤其是选择儿童喜欢的运动或游戏项目，能使其肌肉得到充分锻炼，增加能量消耗，增进食欲，提高进食能力。此外，家长还应避免以食物作为奖励或惩罚的措施。

4. 如何培养和巩固儿童饮奶习惯

我国 2~3 岁儿童的膳食钙每天推荐量为 600 mg，4~5 岁儿童为 800 mg。奶及奶制品中钙含量丰富且吸收率高，是儿童钙的最佳来源。每天饮用 300~400 mL 奶或相当量奶制品，可以保证学龄前儿童钙摄入量达到适宜水平。家长应以身作则常饮奶，鼓励和督促孩子每天饮奶，逐步养成每天饮奶的习惯。

如果儿童饮奶后出现胃肠不适（如腹胀、腹泻、腹痛）可能与乳糖不耐受有关，可采取以下方法加以解决：

（1）少量多次饮奶或吃酸奶；

（2）饮奶前进食一定量主食，避免空腹饮奶；

（3）改吃无乳糖奶或饮奶时加用乳糖酶。

5. 如何培养儿童养成喝白开水的习惯

建议学龄前儿童每天饮水 600~800 mL，应以白开水为主，避免饮含糖饮料。儿童胃容量小，每天应少量多次饮水（上午、下午各 2~3 次），晚饭后根据情况而定。不宜在进餐前大量饮水，以免充盈胃容量，冲淡胃酸，影响食欲和消化。

家长应以身作则养成良好的饮水习惯，并告知儿童多喝含糖饮料对健康的危害。同时家里常备白开水，提醒孩子定时饮用，家中不购买可乐、果汁饮料，避免将含糖饮料作为零食提供给儿童。由于含糖饮料对儿童有着较大的诱惑，许多儿童容易形成对含糖饮料的嗜爱，需要给予正确引导。家庭自制的豆浆、果汁等天然饮品可适当选择，但饮后需及时漱口或刷牙，以保持口腔卫生。

6. 如何为孩子正确选择零食

零食是学龄前儿童全天膳食营养的补充，是儿童饮食中的重要内容，零食应尽可能与加餐相结合，以不影响正餐为宜。零食选择应注意以下几方面：

（1）宜选择新鲜、天然、易消化的食物，如奶制品、水果、蔬类等食物；

（2）少选油炸食品和膨化食品；

（3）零食最好安排在两次正餐之间，量不宜多，睡觉前 30 min 不要吃零食。此外，还需注意吃零食前要洗手，吃完漱口。

7. 注意零食的食用安全

避免整粒的豆类、坚果类食物呛入气管发生意外，建议坚果和豆类食物磨成粉或打成糊食用。对年龄较大的儿童，可引导儿童认识食品标签，学会辨识食品生产日期和保质期。

8. 如何正确烹调儿童膳食

从小养成清淡口味，有助于形成终身的健康饮食习惯。在烹调方式上，宜采用蒸、煮、炖、煨等烹调方式，尽量少用油炸、烤、煎等方式。对于 3 岁以下儿童膳食应专门单独加工烹制，并选用适合的烹调方式和加工方法，应将食物切碎煮烂，易于幼儿咀嚼、吞咽和消化，特别注意要完全去除皮、骨、刺、核等；大豆、花生等坚果类食物，应先磨碎，制成泥糊浆等状态进食。

在为学龄前儿童烹调加工食物时，应尽可能保持食物的原滋原味，让儿童首先品尝和接纳各种食物的自然味道。口味以清淡为好，不应过咸、油腻和辛辣，应尽可能少用或不用味精或鸡精、色素、糖精等调味品。每人每次正餐烹调油用量不多于 1 茶匙（10 mL）。优质食油含丰富不饱和脂肪，有助脂肪酸平衡，减少成年心脑血管疾病风险，可选用常温下为液态的植物油。应少选用饱和脂肪较多的油脂，如猪油、牛油、棕榈油等（常温下为固态的油脂）。长期过量食用钠盐会增加高血压、心脏病等慢性疾病的风险。为儿童烹调食物时，应控制食盐用量。世界卫生组织推荐每天儿童最高摄入限量（2 g 钠，即 5 g 盐），酌量减少儿童钠摄入限量。2013 版中国居民膳食营养素参考摄入量，2~5 岁儿童钠 AI 值为 1.2 g/d，即每天 3 g 盐。除此之外，还应少选含盐高的腌制食品或调味品。可选天然、新鲜香料（如葱、蒜、洋葱、柠檬、醋、香草等）和新鲜蔬果汁（如番茄汁、南瓜汁、菠菜汁等）进行调味。

9. 怎样让孩子参与食物选择与制作

在保证安全的情况下，应鼓励儿童参与家庭食物的选择和制作，帮助儿童了解事物的基本常识，增进对食物的认知，对食物产生心理认同和喜爱，减少对食物的偏见，从而学会尊重和爱惜食物。家长或幼儿园老师可带儿童去市场选购食物，辨识应季蔬果，尝试自主选购蔬菜。在节假日，带儿童去农田认识农作物，实践简单的农业生产过程，参与植物的种植，观察植物的生长过程，介绍蔬菜的生长方式、营养成分及对身体的好处，并亲自动手采摘蔬菜，激发儿童对食物的兴趣，享受劳动成果。让儿童参观家庭膳食制作过程，参与一些力所能及的加工活动如择菜，体会参与的乐趣。

10. 限制屏幕前时间，合理安排儿童的运动和户外活动

鼓励儿童经常参加户外游戏与活动，实现对其体能、智能的锻炼培养，维持能量平衡，促进皮肤中维生素 D 的合成和钙的吸收利用。此外，增加户外活动时间，可有效减少儿童近视的发生。学龄前儿童生长发育速度较快，身高、体重可反映儿童膳食营养摄入状况，家长可通过定期监测儿童的身高、体重，及时调整其膳食和身体活动，以保证正常的生长发育，避免消瘦和超重肥胖。

学龄前儿童每天应进行至少 60 min 的体育活动，最好是户外游戏或运动，除睡觉外尽量避免让儿童有连续超过 1 h 的静止状态，每天看电视、玩平板电脑的累计时间不超过 2 h。建议每天结合日常生活多做体力锻炼（公园玩耍、散步、爬楼梯、收拾玩具等）。适量做较高强度的运动和户外活动，包括有氧运动（骑小自行车、快跑等）、伸展运动、肌肉强化运动（攀架、健身球等）、团体活动（跳舞、小型球类游戏等）。减少静态活动（看电视、玩手机、电脑或电子游戏）。

第二节 《中国儿童青少年零食指南（2018）》简介

近年来我国儿童青少年的膳食营养状况有了较大改善，但也存在零食消费过多、缺乏科学指导等问题。我国 2 岁及以上人群零食消费率从 1990 年的 11.2% 上升至近期的 56.7%，在消费人群中，零食提供的能量占每日总能量的 10% 左右。儿童青少年正处于生长发育的关键时期，也是养成良好饮食习惯的重要阶段，过多或不合理零食消费行为可能增加肥胖及相关慢性病发生的风险；而合理的零食消费可以作为三餐的有益补充。因此，引导儿童青少年树立科学的饮食观和健康观，减少或纠正不良的零食消费行

为，将有利于儿童青少年从小建立平衡膳食、合理营养的理念，形成良好的饮食习惯，促进其健康成长，终身受益。

2~5 岁学龄前期是儿童生长发育的关键阶段，也是培养良好饮食行为的重要时期。这一阶段三顿丰富的正餐与两次适量的加餐是学龄前儿童获得全面营养的保障。如果需要添加零食，应该少量，且要选择健康零食。

（一）吃好正餐，适量加餐，少量零食

在早餐、午餐与晚餐之间，应给予两次加餐。加餐的食物量要明显少于正餐，以免影响正餐进食。零食提供的能量不要超过每日总能量摄入的 10%。吃零食的时间不要离正餐时间太近，最好间隔 1.5~2.0 h。

（二）零食优选水果、奶类和坚果

水果、奶类和坚果是平衡膳食的重要组成部分。全国营养调查结果显示：我国居民水果、奶类和坚果的摄入量都显著低于推荐量。因此学龄前儿童的零食，应优先选择水果、奶类和坚果，作为正餐营养需求的必要补充。

（三）少吃高盐、高糖、高脂肪零食

在高盐、高糖、高脂肪的食物环境和家庭饮食习惯影响下，学龄前儿童极易形成重口味的饮食喜好。儿童长期选择高盐、高糖和高脂肪食物可增加发生肥胖、血脂异常、心脑血管疾病、糖尿病和骨质疏松症等的风险。高糖零食还是引发龋齿的危险因素。

（四）不喝或少喝含糖饮料

含糖饮料是学龄前儿童摄入添加糖的主要来源，过多摄入可能导致能量过剩。家长要以身作则并鼓励学龄前儿童多喝白开水，不喝或少喝含糖饮料，养成良好的饮水习惯。

（五）零食应新鲜、多样、易消化、营养卫生

吃零食应该选择新鲜食物，以摄取丰富的维生素、矿物质和

膳食纤维。学龄前儿童接触的食物种类越多，日后越不易偏食或挑食。此外，其胃肠道还未发育完全，消化能力弱，家长应为其选择易于消化的零食，避免食用不卫生的零食。

（六）安静进食零食，谨防呛堵

学龄前儿童吃零食时应在家长或幼儿园老师的看护下安静进食，不要边玩边吃，避免其他食物干扰。选择零食时要注意食物的性状，孩子跑跳或哭闹时禁止给予零食，以免食物呛入气管造成窒息。

（七）保持口腔清洁，睡前不吃零食

为了保持口腔清洁和牙齿健康，从小养成吃完零食及时漱口或刷牙的好习惯，避免病从口入，预防龋齿。睡觉前 1 h 内不吃零食。

第三节　学龄前儿童与食育

一、食育的内涵和特点

日本食育基本法中指出：所谓食育是以通过养成有关食的正确判断能力、在生涯中实现健全的饮食生活，以增进国民的身心健康和形成丰富的人性为目的的必须进行的活动。

（一）食育的基本内涵

1. 了解营养与健康常识，养成科学的饮食习惯

对学龄前儿童教授基本的营养与健康知识，了解不同食物在人体正常运转中发挥的作用以及需要摄取的大概比例，引导适时、适量正确选择最优食材。并能够在饮食之外遵从科学的作息时间，适度运动，保护视力，做自己的健康小卫士。

2. 寓教于食

从饮食制作过程的各方面入手，教导学龄前儿童从生活中学习食物相关的语言、食材的背景知识、烹饪的准备及加工过程、食品安全意识、饮食的礼仪及文化等，从丰富多彩的实践中学习知识，并学会珍惜食物和劳动成果。

3. 学习建立良好人际关系

不论是食材准备阶段的团队协作，还是就餐时饮食相关的交流，都是学龄前儿童与父母、老师、炊事员及小伙伴增进感情、提高表达能力与人际交往能力的好机会。

（二）食育的特点

1. 全民性

儿童是在诸多社会因素的影响下，在父母、教师等的教导下，对受关注的同伴的模仿中逐步形成自己的惯常饮食决策。因此，食育自身持有特殊属性，践行食育教育需全民参与。

2. 时限性

幼儿期及学龄前期为行为养成的关键时期，很多习惯成年后便较难更改。所以需把握时机，引导幼儿在学龄前期接受更健全的食育教育。

3. 广泛性

食育教育不仅为学龄前儿童灌输单一饮食知识，还会将饮食相关的基础常识如语言、植物、烹饪、艺术、礼仪、文化等循序渐进教授儿童，涉及教育范畴广、学科门类多。

4. 灵活性

食育教育不局限于课堂语言形式的传授，还可融于饮食过程的方方面面，充分动用学龄前儿童的听觉、视觉、味觉、嗅觉及触觉，五感充分感受，加深记忆。

5. 深远性

接受食育教育可辅助增强学龄前儿童身体及心理素质，为其未来的健康生活奠定一定基础。

二、食育的目的和路径

（一）食育的目的

1. 促进体格发育，奠定智力发育的基础

2~5岁处于脑及神经系统发育逐渐成熟的时期，身高体重稳健增长，合理膳食行为与适量运动相结合的生活方式，是保障学龄前儿童摄取成长所需的营养素、茁壮成长的必备条件。

2. 提高全民健康素养，预防营养性疾病

普及食育可以使民众从小培养健康意识，促进自身生长发育，维持良好营养状况，预防营养相关疾病，并有助于减少成年后糖尿病、心脑血管等慢性疾病的发生，减轻家庭及社会医疗负担。

3. 增进环保意识

通过食材选择及制作，可以帮助学龄前儿童亲近自然，知晓一粥一饭来之不易，培养其保护环境、勤俭节约的意识。

4. 增加团队协作能力，塑造健康心理

食材采买、烹饪的过程中可以锻炼儿童团队协作能力，培养和谐的人际关系，对儿童社交能力以及心理健康发育有着较大的帮助。

5. 实现学龄前教育形式的多样化

食育可打破常规，采用课堂教学与生活实践相结合、学生与家长共同学习、学生对学生的影响效应等教育形式，引导儿童从吃中学、从玩中学、从生活中学，全方位调动学龄前儿童学习热情及积极性。

（二）食育的路径

1. 家庭奠基

学龄前儿童健康饮食行为的形成与父母教育方式及生活方

式相关。父母追喂餐点、过量喂食，或纵容儿童多选甜食、不认真吃早餐等行为常导致儿童偏食、挑食、饮食不规律等多种问题。主要看护人为祖父母的儿童不良习惯问题相对更加严重。父母的食物偏好也会影响孩童对食物的选择，如口味偏重或对高脂高糖食物的喜好等。父母应首先遵循平衡的膳食模式，以身作则，合理配置三餐或采用三餐两点模式，根据儿童自身生长发育情况供给饮食量，食材供应宜丰富多样并采用吸引儿童、清淡适宜的烹调方式。鼓励陪伴就餐，耐心教导儿童讲究手口卫生、专注用餐、勤俭节约、遵从基本餐桌礼仪。对于挑食行为予以正确引导和纠正，不强迫进食，问清原因，改变烹调方式、替换同类食材或尝试给予熟悉过程，克服恐新情绪。饮食之余，家长应监督学龄前儿童用眼卫生，保障户内外运动量及孩童安全。

2. 育儿场所助攻

儿童正值通过感觉来解释环境的阶段，在其选择食物时，对食物的感觉扮演主要的角色。育儿场所（如幼儿园、亲子园）可根据儿童年龄分层次布置食育教学，讲解平衡膳食基本方法，炊事员与老师共同合作，合理引导学龄前儿童参与从食物采买至烹饪成品整个流程。努力创造符合吃饭氛围的温馨、整洁的食育空间，引导儿童自主进食，自由选择自己喜欢的餐具和食物，增加饮食的兴趣和乐趣。育儿场所可为不同年龄阶段儿童制定相应的食育标准，并将标准与食育计划与家长共享。此外，定期设置"家园共建"日，请家长同席陪伴进餐、参加亲子活动。

3. 社会支持

食育内容可以渗透到日常食品广告、热播电视、流行的动画、绘本类图书及益智游戏等小软件中，学龄前儿童在玩乐中同样可以摄取健康生活方式常识。鼓励公共交通、社区等公共场所通过张贴海报、播放短片等形式宣教老少皆宜的食育内容，让更多家长及儿童获益。此外，加大对具有夸大效果、诱导儿童不良饮食消费观或健康观念的广告等传媒产品的审核力度，进一步完善食品相关法律法规，加强对食品资质及质量与安全的监管工作。

第六章 学龄前儿童膳食食谱制定原则与习惯培养

学龄前儿童生长发育速度较婴幼儿期有所减慢，但对营养素的需求量仍略高于成人，消化系统与咀嚼功能仍待完善，所以烹调加工方面与成人有所差异。学龄前儿童自我意识增强、活泼好动，好奇心、模仿能力较强，很容易被新鲜事物吸引，处于奠定饮食及生活习惯、性格养成及身体各器官发育的关键时期，平衡、合理的膳食对学龄前期儿童现阶段成长及成年后的营养状况影响举足轻重。

第一节 学龄前儿童膳食食谱制定原则

一、食物多样，谷类为主

平衡膳食是保障营养素摄入和身体健康的前提。不同食物所含的营养素种类及数量各有不同，没有任何一种食物可以满足学龄前儿童身体所需的全部营养物质，所以每天的膳食应包括谷薯类、蔬果类、肉蛋禽鱼奶类、大豆坚果类及油脂类这五大类食物。

谷类为一日餐饮中主要能量来源，谷薯类应占食物总量的1/4，学龄前儿童每日谷薯类摄入量为75~150 g，三餐规律摄入主食有益于摄入充足能量及正常分泌胰岛素，相对于精制谷物，推荐以营养成分更为丰富、营养素密度更高的全谷物如糙米、荞麦、藜麦、玉米等作为主食的主要来源，全谷物可提供更多的 B 族维生素、矿物质等营养成分，在改善血糖、血脂、控制体重、预防肠道疾病等方面均可发挥一定作用。糙米中 B 族维生素含量显著高于精米，可与精米或其他谷薯类混合制成二米饭、杂粮饭；藜麦被称为"全营养食品"，其必需氨基酸构成与奶类相似，具有较高的生物价，搭配蔬菜食用口感更佳；燕麦血糖生成指数较低、消化较慢，较易获得饱腹感；青稞中 β-葡聚糖含量最高、熬制成粥后入口滑润 Q 弹，生糖速度低于普通精米粥，对维持肠道健康、预防营养相关慢性疾病有积极作用；玉米可额外提供维生素 E、黄体素及玉米黄质等植物活性物质；薯类食物如马铃薯营养丰富，且属于高钾食物，对促进儿童脑健康有较大益处。玉米、芋头、甘薯及马铃薯蒸煮携带方便，是加餐的绝佳选择。

蔬菜水果含有丰富的维生素、矿物质和膳食纤维，可增强儿童抵抗力、维持肠道活力、有助于消化道健康，改善便秘。进食蔬菜水果有助于辅助训练儿童咀嚼能力，促进口腔发育及语言能力的发展。每日蔬菜摄入量应占总食物量的 1/3，最好摄入至少 4 种蔬菜，且深色蔬菜占一半以上。水果虽含有充足的维生素、矿物质和膳食纤维，有助于预防重大慢性非传染性疾病，但并非多多益善，因其含糖量较高，摄入过多易造成体重负担，需限制每日摄入量，预防肥胖。水果宜选当地新鲜应季品类，在控制好每日摄入量、不弃渣、不额外添加糖的前提下，将水果鲜榨成汁，或搭配奶制品一同饮用也是较好的选择。推荐 2~5 岁儿童每日蔬菜摄入量 100~300 g，水果摄入量 100~250 g。

畜肉类富含优质蛋白质、锌、铁、维生素 B_6、维生素 B_{12} 等，但饱和脂肪酸、胆固醇等含量亦较高，缺铁性贫血儿童适量增加瘦肉、动物血或动物肝脏的摄入，可有效改善贫血；禽类所含必需氨基酸种类充足、比例适当，脂肪含量远低于畜肉类，富含钾、磷、维生素A、维生素E和B族维生素；香肠类、腌肉、腊肉、腊肠等加工肉制品通常添加较多的盐和油脂，应限制摄入量。鸡蛋中富含的卵磷脂、高密度脂蛋白、类胡萝卜素、多种维生素和矿物质等对人体健康有众多积极影响，是蛋白质补充的优质食材。鱼类较其他肉类更易消化，多不饱和脂肪酸含量较高，碳水化合物含量仅约为1.5%，是多种维生素的重要来源，但是几乎不含维生素C，钙、镁等矿物质含量丰富，海鱼类含有较高含量的碘。蛋白质摄入量与儿童生长速率及远期健康密切相关，适量摄入可促进儿童体格、智力和免疫力的发展。推荐2~5岁儿童每日摄入畜禽鱼类50~75 g，蛋类50 g。

大豆作为天然的优质蛋白和钙质来源，还含有天然的癌症化学预防剂大豆异黄酮，降血脂原料大豆甾醇，维持肠道微生态平衡、提高免疫力的大豆低聚糖等多种植物油化学物。豆类与谷类搭配食用可实现氨基酸互补，提高食物整体的营养价值。鼓励2~3岁儿童摄入大豆5~15 g/d，4~5岁儿童10~20 g/d。

植物油及坚果、种子类食物富含多不饱和脂肪酸，可以提供人体必需脂肪酸、保护内脏、协助脂溶性维生素的吸收，并对儿童智力发育有一定作用，但营养调查显示，近年来肥胖儿童数量的逐渐上升与高脂饮食相关，所以应控制油脂摄入量，每日食用油2~3岁儿童应控制在10~20 g，4~5岁20~25 g，原味坚果适量。长期过量摄入蛋白质及油脂类食物均会增加肥胖及成年后营养相关慢性疾病的发生风险，2~5岁儿童各类食物每天建议摄入量见表6-1，可根据季节、所处地域及饮食习惯更换和搭配食谱。

表6-1　2~5岁儿童各类食物每天建议摄入量　　　　单位：g/d

食物	2~3 岁	4~5 岁
谷类	75~125	100~150

（续表）

食物	2~3 岁	4~5 岁
薯类	适量	适量
蔬菜	100~200	150~300
水果	100~200	150~250
畜禽鱼	50~75	50~75
蛋类	50	50
大豆	5~15	10~20
坚果	—	适量
乳制品	350~500	350~500
食用油	10~20	20~25
食盐	<2	<3

数据来源：中国营养学会妇幼营养分会。

二、合理烹调

科学的烹调加工会促进儿童食物摄入和营养素吸收。食材加工需符合学龄前儿童咀嚼及吞咽习惯，实际操作中，应将大块或生硬食材切碎煮软，豆类、坚果类食材捣碎或制成糊状，去除坚硬不消化部分如骨渣、鱼刺、果核等，促进儿童消化吸收，有效避免呛咳。小朋友的味觉是慢慢培养出来的，烹调过程应努力保持食物自然味道，培养清淡饮食口味，脂肪含量仅为 0.2% 的马铃薯若经油炸制成薯条、薯片，脂肪含量会升至 48.4%，所以应避免油脂过量摄入，适油少盐，预防成年后高血压等心脑血管疾病的发生。烹调应首选蒸、煮、炖等方式，尽量避免煎、炸、烤等菜品。2~3 岁儿童与 4~7 岁儿童每日食盐用量应分别低于 2 g 和 3 g。从食材处理到加工，任何一种烹调方式都会造成营养素的损失，应根据实际情况及需要选择最优烹调方式，长期以煮为主的烹调方式虽便于儿童咀嚼消化，但可能导致 B 族维生素等水溶性维生素的缺失，应适当引起关注。此外，食品添加剂可在安全剂量内食用，过量食用可能对孩子消化造成一定的影响，家长应正确引导，少用或不用色素等食品添加剂及含此类添加剂的零食。葱和蒜均有除臭和增香的作用，柠檬汁或醋的酸味可减轻口味对盐的需求，符合低盐饮食的目标，推荐选用天然调料如葱、姜、蒜、醋、柠檬、新鲜果汁等代替鸡精、色素等化学调料，促进菜肴良好风味的形成。

第二节　培养良好饮食习惯和生活习惯

一、规律进餐，自主进食不挑食，培养良好饮食习惯

很多家庭为几世同堂，对待儿童如众星捧月般，追喂餐点、过量喂食，或纵容儿童不认真吃早餐等行为比较普遍。饮食、作息规律，合理分配各餐能量对预防远期 2 型糖尿病等营养相关慢性疾病发生有重要作用，所以制定科学的膳食模式、培养学龄前儿童饮食行为在育儿工作中不容忽视。为满足学龄前儿童运动和学习需要，可根据实际作息时间，采用三餐两点或三餐三点模式，上、下午各加一餐，晚餐与就寝时间间隔较长时可在睡前 2 h 添加一餐。两正餐应间隔 4~5 h，加餐与正餐间隔 1.5~2 h，避免影响正餐进食量。加餐供给能量约占正餐的 1/4~1/3，加餐内容优选奶类、水果，可配少量糕点。

部分学龄儿童可能会拒绝食用某种或某类食物，长期缺乏某类食材会增加营养不良发生的风险，但强迫喂食会导致儿童对食物产生负面情绪，加重对此类食物的抗拒情绪，此时家长或监护人员应适时进行正确引导和纠正。儿童偏食挑食一般有两种原因：

一是家长可能存在挑食或偏食行为，儿童因胆怯拒绝陌生食物，家长应以身作则，帮助孩子养成不挑食不偏食、勇于尝试新鲜健康食材的好习惯；二是不喜欢某种食材的外观、口感或味道，家长可尝试变化加工方式，特殊味道的食材如洋葱、胡萝卜、韭菜、香菇等可以切碎与爱吃的食材混合制馅或丸子，小分量加入菜肴，减低或掩盖食材原有味道，胡萝卜与水果一起做成蔬果汁或榨汁做面食、青椒与彩椒一同切细丝制成沙拉等方式均可灵活应用，将食材放入儿童喜欢的器皿，从色彩、形状及装盘样式、餐具等各方面增添视觉刺激，引发食欲。某些营养素相近的同类食材互换可以改善食物外观，如白芝麻替换黑芝麻等。通过开发五感的食趣引导儿童改变对某些特定食材的感受。此外，最好让儿童参与到食物制作中，比如买菜、洗菜、择菜、揉面、搅拌等，让其在游戏中亲身感受食物、了解食材背后的故事及营养功能，不仅可以打破对食材的误区，学会珍惜食物、纠正挑食偏食行为，而且有助于动手能力的提升，学会必要的生活技能。

家长及幼儿园等育儿场所应努力创造符合吃饭氛围的温馨、整洁的食育空间，引导其自主进食，自由选择自己喜欢的餐具和食物，独立用餐，享受吃饭的快乐。推荐幼儿园等场所实施"家园共建"，让家长参与到食育工作中，了解儿童食谱及用餐情况，增进亲子沟通，以身作则引导儿童吃饭专注、细嚼慢咽、不边吃边玩，每餐控制在30 min左右；帮助儿童养成餐前洗手、餐后及时漱口的好习惯，避免摄入有害细菌及龋齿的发生，对儿童食欲、饮食与生活习惯的养成有重要的促进作用。

二、每天摄入奶类，足量饮水，正确选择零食

生命早期的钙摄入关系到人体一生可达到的最大骨矿物密度值，学龄前儿童时期足量的钙质补充可预防骨折和老年期骨质疏

松的发生，对女性成年后围产期钙的营养状况也有至关重要的作用。奶类含有帮助儿童茁壮成长的丰富钙质，还可提供优质蛋白质及维生素 B_2，建议 2~6 岁儿童每天饮用 350~500 mL 牛奶或相当量奶制品，超重及肥胖儿童建议选用低脂或脱脂奶，避免脂类食物摄入偏多。乳糖不耐受儿童饮奶后易出现腹胀、腹泻、腹痛等症状，可用乳糖酶或饮无乳糖奶制品，也可改饮酸奶或尝试少量多次饮奶，或随餐食用。市售常见奶类及奶制品有巴氏杀菌乳、灭菌乳、发酵乳、调制乳、奶酪等，50 g 奶酪可提供大约 350 mL牛奶所含的蛋白质及钙，选购时应避免含盐量过高的奶酪。发酵乳通常添加大量白砂糖，需要控制体重的儿童需关注其含糖量，选购蛋白质含量大于 2.3 g/100 mL 的原味酸奶、低糖酸奶（添加糖含量 ≤5 g/100 mL）或无糖酸奶（添加糖含量 ≤0.5 g/100 mL），可自行添加适量鲜切水果改善酸奶味道。含乳饮料因其酸甜的风味受到很多人的喜爱，但它实为被稀释后的牛奶添加水及适量辅料配制或发酵而成的饮料制品，不仅蛋白质及钙含量大大降低，还会加入较多添加糖，选购时应学会看懂食品配料表和营养标签，配料表是按照食材含量排序的，很多乳饮料配料表中，水和白砂糖列居榜首，不推荐以乳饮料替代奶制品和水的补充。

学龄前儿童新陈代谢旺盛，活动量较大，除奶类外，建议每天饮水 600~800 mL，天气较热或排汗量增加需相应增加饮水量。每天饮水应以适宜温度的洁净白开水为主，尽量避开就餐前后时间，少量多次饮用，不用含糖饮料代替饮水。世界卫生组织建议成人和儿童添加糖摄入量最好减至摄入总能量的 5%，大多数儿童偏爱甜饮料、蛋糕、饼干、糖果、冰淇淋、油炸食品、盐焗或糖渍坚果，这类食物通常含有超出想象的添加糖、油脂及盐，过多摄入添加糖和油脂类食物除严重影响儿童牙齿健康外，还可导致体内脂肪过度堆积，增加成年后高血压、2 型糖尿病、心脑血管疾病等慢性病发生风险。吃零食需要讲究科学原则，避免选用含工业化反式脂肪酸的零食，优选蔬果、原味坚果、鲜奶及酸奶等天然、新鲜食物，同时也是平衡膳食的重要组成部分，即使是健康食物，也要规律食用，吃零食的时间可以定在加餐时，此时适量摄入零食可以消除两餐之间的饥饿感、额外补充所需能量和营养素。

三、培养良好生活习惯，保障健康生长

除了合理摄取食物外，充足的户外运动也是儿童茁壮成长必不可少的因素，对儿童钙及维生素 D 的吸收和视力的维护也非常重要。非强烈日光下每周至少 2 次裸露四肢于日光下 5~30 min，可帮助儿童合成机体需要的 80%~90% 的维生素 D，防晒霜、衣物遮盖及玻璃阻挡都会影响自身维生素 D 的合成。学龄前儿童每天应进行至少 60 min 的体育活动，为预防近视、保障正常生长发育。儿童每日看电视、玩电脑等电子产品累计时间应控制在 2 h 以内，连续静止状态不宜超过 1 h。除幼儿园团体游戏及体育锻炼外，家长或监护人可利用周末时间结合日常生活多陪儿童参加活动，如散步、爬楼梯、简单家务等，或开发儿童的兴趣爱好，如慢跑、游泳、舞蹈、趣味健身操等，不仅可以锻炼身体、培养气质，还能够帮助儿童远离电子产品，享受体育活动的乐趣，是简单易行的亲子活动。对于不爱运动、进食量偏少的儿童，家长及监护人更应该引导其适量运动，促进食欲的增加。因学龄前儿童平衡能力仍有待完善，活动时应做好安全防护，防止摔伤或磕碰。

家长可定期监测儿童身高、体重及 BMI 值，关注其是否符合该年龄段体格指标，及时调整膳食和运动量，必要时咨询医生及营养师，预防营养不良的发生。

第七章 学龄前儿童营养食谱推荐

　　儿童正处于生长发育的关键时期，身高、体重增长迅速，代谢旺盛。儿童期营养状况，不仅对其目前生长发育产生重要影响，同时还会影响其成年后身体健康状况。儿童的身心健康更将关系到中华民族整体素质的提升和国家的长远发展。随着国民经济的持续快速发展，人民生活水平不断提高，我国儿童膳食营养状况也有了明显改善。但由于不同地区自然条件、社会经济的差异和发展的不均衡，加之社会环境、膳食结构和生活方式的变化，目前正面临着营养不足和营养失衡的双重挑战。一方面，儿童营养不良依然存在，特别是西部地区尤为严重；另一方面，城市儿童肥胖呈现快速上升的趋势。这不仅影响儿童少年的健康发育，同时也给社会带来了沉重负担，并且正在发展成为影响国民素质和社会发展的重要公共卫生问题。

　　营养与健康状况也是反映一个国家或地区经济与社会发展水平、卫生保健水平和人口素质的重要指标，而国民素质影响到国家的发展和国际竞争力。食物与营养是人类生存的基本物质条件。因此，营养不良对整个国家的健康水平和经济繁荣都会造成巨大伤害，严重阻碍社会和经济的发展。具体而言，营养状况是影响人口素质的重要因素，不仅直接影响儿童的体能与智能发育，而且关系到国家的社会经济及人力资源发展。

　　营养不良与微量营养素缺乏不仅严重阻碍儿童的体格发育

和智力发育，降低儿童的学习能力；更重要的是，儿童期营养不良将严重影响后期人力资本发展，阻碍智力发育及劳动生产力的提高。研究表明，儿童时期，能量—蛋白质营养不良可使智商（IQ）降低15分，可导致成年劳动生产力降低2%~6%；儿童铁缺乏可使认知测验分低0.5标准差，成年后每小时收入减少4%；碘缺乏母亲的儿童成年后劳动生产率下降10%。儿童营养不良不仅影响个人正常发育和发展，还会带来沉重的社会经济负担。联合国儿童基金会的报告中指出，维生素和矿物质缺乏所造成的经济损失，相当于5%以上的国民生产总值。由此推算，2010年我国因营养不良造成的经济损失为1.6万亿元。此外，儿童营养不良还会降低儿童免疫力，增加感染疾病的风险。而且饥饿和营养不良引起的短期或长期认知，身体、心理的危害是不可逆的。还有研究表明，儿童营养不良与其成年后心血管疾病、糖尿病等多种慢性疾病密切相关。中国1/3的冠心病、1/10的糖尿病和脑卒中归因于儿童时期的营养不良。

针对不同儿童营养改善干预策略的营养学或健康效果评价技术较为成熟，但是目前国内外尚无成熟的卫生经济学模型对儿童营养改善干预策略进行评价。世界卫生组织推荐的干预效果经济学评价方法适用于高血压、心脏病等慢性疾病和致残性疾病，不完全适用于儿童营养不良干预项目的经济学效果评价。其技术难点在于，轻中度儿童营养不良的隐性健康效益、营养不良改善的远期健康效益和社会效益等指标难以进行货币化评估。

本部分根据学龄前儿童的生理和营养特点，以及学龄前儿童对各种营养素的需求特征及不同食物所含营养素情况，结合学龄前儿童饮食特点、营养现状及实际调查结果，参考相关研究资料，得出学龄前儿童每日能量及各种营养素的需要量，进行合理配餐，编制出一周的营养膳食食谱。

第一节 学龄前儿童的营养及饮食特点

(一) 学龄前儿童的生理和营养特点

与婴幼儿相比，学龄前儿童体格发育速度相对减慢，但仍保持稳步增长，此期体重增长约 5.5 kg（年增长约为 2 kg），身高增长约为 21 cm（年增长约为 5 cm），脑及神经系统发育持续并逐渐成熟。与成人相比，生长发育期的儿童需要充足的矿物质及维生素，尤其是钙、锌和维生素 A，这三种营养素对儿童的生长发育尤其重要，多食用奶制品、海产品和动物肝脏，可以提高这些营养素的摄入量。

(二) 学龄前儿童的饮食特点

随着年龄增长，学龄前儿童咀嚼能力和消化功能逐渐增强，饮食逐渐由软到硬、由半流质到接近成人食物，完成从奶类食物为主到谷类食物为主的过渡，食物的种类也逐渐增多。但仍不能和成人的饮食同样对待，以免导致消化功能紊乱，造成营养不良。3~6 岁的孩子胃容量尚小，为 600~700 mL，应适当增加餐次以适应其消化能力。选择营养丰富、容量小、密度高的食物，正餐时少用汤类代替炒菜、稀饭代替米饭；尽量避免纯能量食物和油炸、刺激性的酸辣食物，少吃零食，宜饮用白开水或清淡饮料；养成定时定量进食，不挑食偏食的良好习惯。

第二节　学龄前儿童营养配餐的重要性及食谱设计

（一）营养配餐的重要性

学龄前儿童正当生长发育旺盛时期，每天必须从膳食中获得充分的营养物质，才能满足其生长发育和生活活动的需要。若长期缺乏某种营养或热量供应不足，不但影响生长发育，还能引起很多疾病。合理营养是儿童正常发育和智力成长的物质基础，而合理营养只有通过科学的膳食配餐设计才能实现。

（二）营养食谱的设计原则

在膳食调配过程中应遵循营养平衡、饭菜适口、食物多样、定量适宜和经济合理的原则。针对学龄前儿童的具体膳食选配的原则如下。

（1）选择富含优质蛋白质、多种维生素、无机盐的食物，多吃时令蔬菜、水果。

（2）配餐要注意粗细粮搭配、主副食搭配、荤素搭配、干稀搭配、咸甜搭配等。

（3）少吃油炸、油煎或多油的食物以及刺激性强的酸辣食品等。

（4）经常变换食物种类，烹调方法多样化、艺术化；饭菜色彩协调、香气扑鼻、味道鲜美，可增进食欲，有利于消化吸收。

（三）营养食谱设计

（1）根据学龄前儿童能量需求，确定各年龄段男女能量需求量。

（2）各餐次热能的合理分配。根据学龄前儿童胃排空时间和胃容积，膳食要定时定量，每日供应三餐一点或两点。早餐要供给高蛋白食物，脂肪、糖类也应充足，食物的供热量为全天总热量的25%～30%；中餐应有含蛋白质、脂肪和糖类较多的食物，供热量为总热量的35%～40%，加餐占总热量的10%～15%；晚餐宜清淡，可以安排一些易于消化的谷类、蔬菜和水果等，供热量占总热量的25%～30%。

（3）三大热能营养素摄入量的确定。蛋白质、脂肪、碳水化合物摄入量比值为1：1：（4～5），这种比值可使三者占总热量的百分比分别为：蛋白质占14%～15%，脂肪占30%～35%，碳水化合物占50%～60%。

（4）食物量的确定。

①主食的品种与数量的确定：主食品种与数量主要根据各类主食选料中糖类的含量确定，一天的主食主要保证两种以上的粮谷类食物原料。

②副食的品种与数量的确定：计算出主食中含有的蛋白质量，用应摄入的蛋白质量减去主食中蛋白质量，即为副食应提供的蛋白质量，副食中蛋白质的2/3由动物性食物提供，1/3由豆制品供给，据此可求出各自蛋白质的供给量，每日选择两种以上动物性原料、1～2种豆制品；查食物成分表并计算各类动物性食物及豆制品的供给量；设计蔬菜的品种与数量，一餐选择3～4种蔬菜。

第三节　学龄前儿童膳食营养食谱举例

根据学龄前儿童的生理特点和促进大脑发育的营养需求，参考营养食谱的设计原则，考虑食物多样和平衡膳食，因地制宜、因时制宜，推荐了8份幼儿园膳食营养食谱。

（一）幼儿园春季膳食营养食谱（单周）

餐次 日期	早餐			上午间餐 （g）	午 食谱
星期一	奶香玉米包 黑芝麻红枣 豆浆	面粉30　玉米面5 奶粉20　黑芝麻5 红枣5　黄豆10		香蕉/苹果 150	红豆米饭 肉末青椒茄子 银芽冬瓜汤
星期二	蛋糕 小米南瓜粥 火腿炒蛋	蛋糕30　小米10 南瓜10　火腿20 鸡蛋30		火龙果/梨 150	大米饭 西兰花 蛋羹虾仁 油菜豆腐汤
星期三	土豆丝饼 地瓜粥 五香鹌鹑蛋 炝小菜	面粉30　土豆丝10 地瓜10　小米10 鹌鹑蛋20　胡萝卜5 圆白菜10		香蕉/猕猴桃 150	二米饭 排骨炖海带 青椒茄丝 黄瓜蛋花汤
星期四	鸡蛋 红豆米粥 蔬菜饼	鸡蛋50　大米10 红小豆5　面粉30 西葫芦丝15		苹果/火龙果 150	金银饭 香煎带鱼 素炒三丝 萝卜丝汤
星期五	肉末菜粥 芝麻卷	大米15　精肉5 小白菜10　面粉30 黑芝麻2		梨/香蕉150	红豆米饭 木须肉片 西红柿鸡蛋 紫菜虾皮汤

餐	下午间餐	晚 餐	
食物重量（g）	（g）	食 谱	食物重量（g）
红豆 5 大米 40 肉 30 茄子 100 青椒 40 银芽 100 冬瓜 20 香菜适量	牛奶 200 mL/ 杏仁 15	海鲜什锦米线 炝干莴笋丝	米线 40 虾 50 油菜 30 木耳 3 莴笋 60 香油适量
大米 50 西兰花 80 虾仁 50 鸡蛋 30 豆腐 25 油菜 50	酸奶 200 mL/ 腰果 15	三色饭 青椒肉丝 黄瓜紫菜汤	米饭 30 玉米粒 10 豌豆 10 青椒 50g 鸡肉丝 50g 黄瓜紫菜香菜适量
大米 40 黑米 10 排骨 50 海带 30 茄子 60 青椒 15 黄瓜 15 鸡蛋 10	牛奶 200 mL/ 松子 15	梅菜春笋包 红豆粥	面粉 30 梅菜 50 春笋 30 精肉 20 红豆 10 大米 10
大米 30 小米 15 带鱼 60 土豆丝 50 青椒丝 30 胡萝卜 丝 20 萝卜丝 25	酸奶 200 mL/ 核桃 15	大枣黄金糕 鱼丸小白菜汤	大米粉 30 玉米面 20 白糖 5 大枣 5 精肉 20 小白菜 20 粉丝 5 胡萝卜 10
大米 40 红豆 10 黄瓜 80 鸡肉 30 彩椒 10 西红柿 50 鸡蛋 30 紫菜虾仁适量	牛奶 200 mL/ 腰果 15	鲜肉馄饨 凉拌菜心	面粉 40 肉 30 胡萝卜 20 菜心 60 虾皮紫菜香菜适量

（二）幼儿园春季膳食营养食谱（双周）

餐次\日期	早餐 食谱	早餐 食物重量（g）	上午间餐（g）	午 食谱
星期一	面包 香浓核桃奶 鸡蛋	面包40　核桃仁10 红枣5　奶粉20 鸡蛋60	香蕉/苹果 150	大米饭 红烧鳕鱼 三色丁 油菜豆腐汤
星期二	炼乳吐司片 火腿 红枣核桃糊	吐司30　炼乳20 火腿30　大米10 核桃5　红枣2 燕麦5	火龙果/梨 150	紫米饭 虾仁豆腐 西芹百合 菠菜蛋花汤
星期三	椰蓉奶黄包 肉末菜粥	面粉30　奶粉20g 椰蓉5g　大米10 小白菜10　精肉末5	香蕉/猕猴桃 150	红豆米饭 番茄翅根 炒三样 冬瓜海米汤
星期四	金银卷 五香鹌鹑蛋 小米南瓜粥	面粉25　玉米粉25 鹌鹑蛋25　小米10 南瓜15	苹果/火龙果 150	红薯米饭 鱼香肉丝 番茄菜花 紫菜蛋汤
星期五	麻酱卷 紫薯粥 素炒芹菜	面粉30　芝麻酱5 大米10　紫薯10 芹菜60	梨/香蕉 150	炒米饭 番茄牛腩 萝卜汤

餐	下午间餐	晚　餐	
食物重量（g）	（g）	食　谱	食物重量（g）
大米 50　鳕鱼 50 黄瓜 50　土豆 50 胡萝卜 20　豆腐 30 油菜 100	牛奶 200 mL/ 杏仁 15	小笼包 素炒花菜 大米粥	面粉 30　猪肉 10 虾仁 2　葱 2 花菜 100　大米粥 10
大米 40　紫米 10 豆腐 50　虾仁 20 西芹 100　百合 10 鸡蛋 30　菠菜 20	酸奶 200 mL/ 腰果 15	佛手包 青椒鸡丁 麻酱豇豆 小米粥	面粉 30　豆沙 20 青椒 80　鸡丁 25 豇豆 40　麻酱 5 小米 10
大米 40　红豆 5 翅根 70　番茄 50 胡萝卜 25 青椒适量　茄子 100 冬瓜 50　海米适量	牛奶 200 mL/ 松子 15	蒸饺 素炒银芽 小米南瓜粥	面粉 30　荠菜 80 猪肉 20　豆芽 100 小米 10　南瓜 15
大米 40　红薯 10 精肉 30　胡萝卜 10 姜适量　青椒 10 木耳 2　菜花 70 番茄 20　鸡蛋 10 紫菜香菜适量	酸奶 200 mL/ 核桃 15	鱼丸米线 香菇油菜	米线 40　鱼丸 15 香菇 20　油菜 80
大米 40　黄瓜 10 玉米 10　鸡蛋 25 牛肉 50　番茄 100 萝卜 50	牛奶 200 mL/ 腰果 15	奶香小花卷 青椒猪肝 紫米粥	面粉 30　奶粉 20 青椒 80　猪肝 10 紫米粥 10

（三）幼儿园夏季膳食营养食谱（单周）

餐次 日期	早餐		上午间餐 （g）	午
	食 谱	食物重量（g）		食 谱
星期一	奶香玉米包 黑芝麻红枣 豆浆	面粉30　玉米面5 奶粉20　黑芝麻5 红枣5　黄豆10	西瓜/葡萄 150	红豆米饭 红烧鸡翅 西芹百合 虾皮冬瓜汤
星期二	红薯粥 蔬菜鸡蛋饼	红薯20　大米10 鸡蛋25　西葫芦25 面粉30	火龙果/桃 150	大米饭 蒜蓉西蓝花 炒三丁 绿豆汤
星期三	奶香小花卷 五谷米糊 五香鹌鹑蛋 拌黄瓜	面粉30　奶粉20 黑芝麻5　大米10 红枣5　燕麦5 鹌鹑蛋20　黄瓜50	甜瓜/猕猴桃 150	二米饭 冬瓜排骨汤 黄豆芥蓝
星期四	绿豆米粥 翡翠蛋饼	大米10　绿豆5 大米粉20 紫米面10　鸡蛋30 菠菜15	西瓜/李子 150	金银饭 梅干菜烧肉 清炒莴笋 虾皮冬瓜汤
星期五	红枣豆浆 奶油馒头 小凉菜	红枣5　黄豆10 面粉40　圆白菜30	梨/香蕉 150	红豆米饭 口蘑肉片 西红柿蛋花汤

餐	下午间餐	晚　餐	
食物重量（g）	（g）	食　谱	食物重量（g）
红豆 5　大米 40 鸡翅 70　西芹 70 百合 10　冬瓜 40 虾皮　香菜适量	牛奶 200 mL/ 杏仁 15	鸡丝凉面 炝拌莴笋丝	凉面 40　鸡肉 30 黄瓜 40　绿豆芽 30 莴笋 60　香油适量
大米 50　西兰花 80 木耳 5　虾仁 50 黄瓜丁 50　胡萝卜 丁 20 豌豆 15　绿豆 10	酸奶 200 mL/ 腰果 15	双色花卷 肉炒金银丝 黄瓜紫菜汤	面粉 40　紫米 10 胡萝卜 70　鸡肉 20 黄瓜 20 紫菜、香菜适量
大米 40　黑米 10 排骨 75　玉米 40 黄豆 10　芥兰 100	牛奶 200 mL/ 松子 15	玉米饭 冬瓜鸡肉丸子 菠菜鸡蛋	大米 40　玉米 10 冬瓜 50　鸡肉 30 菠菜 80　鸡蛋 20
大米 40　小米 10 红烧肉 50 梅干菜 50 圆白菜 100　虾皮 2 冬瓜 20	酸奶 200 mL/ 核桃 15	红枣粥 莴笋虾仁 蔬菜饼	红枣（去核）20 大米 20　莴笋 100 虾仁 20　面粉 20 西葫芦 20
大米 40　红豆 10 口蘑 60　肉 20 西红柿 20　鸡蛋 20	牛奶 200 mL/ 腰果 15	三鲜饺子 凉拌秋葵	面粉 40　虾仁 30 韭菜 20　鸡蛋 20 葱适量　木耳 10 秋葵 70

（四）幼儿园夏季膳食营养食谱（双周）

餐次\日期	早餐 食谱	早餐 食物重量（g）	上午间餐（g）	午 食谱
星期一	面包 香浓核桃奶 茶叶蛋	面包40　核桃仁10 红枣5　奶粉20 鸡蛋60	西瓜/葡萄 150	大米饭 清蒸鲈鱼 凉拌西兰花 绿豆汤
星期二	黑芝麻米糊 鸡蛋饼	黑芝麻5　大米20 鸡蛋25　面粉30	火龙果/桃 150	紫米饭 红烧豆腐 西兰花 绿豆汤
星期三	红枣豆浆 玉米饼 鸡蛋	红枣5　大豆10 面粉30　玉米粉10 鸡蛋60	甜瓜/猕猴桃 150	红豆米饭 红烧排骨 炒素三丁 菠菜蛋花汤
星期四	红枣核桃糊 豆沙包 鸡蛋	大米10　核桃5 红枣10　燕麦5 豆沙10　面粉30 鸡蛋60	西瓜/李子 150	玉米米饭 鱼香肉丝 白灼菜心 绿豆汤
星期五	芝麻烧饼 绿豆粥 凉拌小菜	面粉30　芝麻5 大米10　绿豆10 芹菜80　花生米10	梨/香蕉 150	炒米饭 西湖牛肉羹 蚝油生菜

餐	下午间餐	晚　餐	
食物重量（g）	（g）	食　谱	食物重量（g）
大米 50　鲈鱼 50 西兰花 80　绿豆 10	牛奶 200 mL/ 杏仁 15	素菜包子 小米红豆粥 小凉菜	面粉 30　菠菜 50 豆腐 30　小米 10 红豆 5　圆白菜 50
大米 40　紫米 10 豆腐 50　青椒 50 西兰花 80　绿豆 10	酸奶 200 mL/ 腰果 15	豆沙包 荷塘月色 紫菜蛋花汤	面粉 40　豆沙 20 荷兰豆 50　藕片 20 香肠 50　紫菜 5 鸡蛋 10
大米 40　红豆 5 排骨 75　黄瓜 50 藕丁 50　胡萝卜 20 鸡蛋 20　菠菜 20	牛奶 200 mL/ 松子 15	山药粥 莴笋虾仁	山药 20　大米 40 莴笋 100　虾仁 25
大米 40　鲜玉米 10 精肉 30　胡萝卜 10 青椒 10　木耳 2 菜心 100　绿豆 10	酸奶 200 mL/ 核桃 15	西红柿面片 紫薯包 芹菜虾仁	西红柿 30　面粉 30 紫薯 10 虾仁 15　芹菜 60
大米 40　黄瓜 20 鸡蛋 25　牛肉 50 豆腐 25　鸡蛋 20 生菜 100	牛奶 200 mL/ 腰果 15	奶香小花卷 卤猪肝 小米粥	面粉 40　大碴子 10 青椒 80　猪肝 30 小米 10

（五）幼儿园秋季膳食营养食谱（单周）

餐次\日期	早餐		上午间餐（g）	午
	食谱	食物重量（g）		食谱
星期一	紫薯馒头 豆奶 芹菜花生	面粉 30　紫薯 10 豆奶粉 30　芹菜 30 胡萝卜 20　花生 10	香蕉/小橘子 150	红豆米饭 鱼香茄子 西芹百合 棒骨汤
星期二	雪菜猪肉包 小米南瓜粥	面粉 30　雪菜 30 猪肉 10　小米 10 南瓜 10	火龙果/梨 150	大米饭 翡翠虾仁 荷塘小炒
星期三	麻酱花卷 荷叶粥 五香鹌鹑蛋	面粉 30　麻酱 5 荷叶 5　大米 10 鹌鹑蛋 30	哈密瓜/猕猴 桃 150	二米饭 糖醋排骨 蒜蓉西蓝花 黄瓜蛋花汤
星期四	红豆米糊 虾仁蛋饼	大米 10　红小豆 5 面粉 30　鸡蛋 30 菠菜 15　虾仁 10	苹果/火龙果 150	金银饭 香煎带鱼 麻酱豇豆 虾皮冬瓜汤
星期五	猪肝菜粥 芝麻卷 拌白菜心	大米 15　猪肝 15 菠菜 20　面粉 30 黑芝麻 2　白菜心 30	梨/香蕉 150	红豆米饭 虾米皮炒菠菜 平菇肉片 西红柿蛋花汤

餐	下午间餐	晚　餐	
食物重量（g）	（g）	食　谱	食物重量（g）
红豆 5　大米 40 茄子 100　西芹 60 百合 20 克　棒骨 30 萝卜 30　胡萝卜 20	牛奶 200 mL/ 杏仁 15	鱼丸面 炝拌莴笋丝	挂面 40　鱼丸 60 油菜 40　胡萝卜 20 莴笋 60　香油适量
大米 50　黄瓜 60 虾仁 50　荷兰豆 50 胡萝卜丁 20 木耳 15 藕 40	酸奶 200 mL/ 腰果 15	花卷 肉炒金银丝 黄瓜紫菜汤	面粉 60　胡萝卜 70 鸡肉 20　黄瓜 20 紫菜香菜适量
大米 40　黑米 10 排骨 50　西兰花 80 胡萝卜 20　鸡蛋 10 黄瓜 30	牛奶 200 mL/ 松子 15	三鲜包 百合莲子粥	面粉 30　木耳 30 蘑菇 20　虾仁 20 胡萝卜 10　百合 3 莲子 5　大米 10
大米 30　小米 15 带鱼 60　蒜 5 麻酱 5　豇豆 80 虾皮 2　冬瓜 20	酸奶 200 mL/ 核桃 15	大枣黄金糕 肉丸小白菜汤	面粉 30　玉米面 2 大枣 5　精肉 20 小白菜 20　粉丝 5 胡萝卜 10
大米 40　红豆 10 虾米 2　菠菜 100 平菇 60　肉 20 西红柿 20　鸡蛋 20	牛奶 200 mL/ 腰果 15	馄饨 凉拌小菜	面粉 40　肉 30 胡萝卜 20 虾皮紫菜香菜适量 西芹 50　胡萝卜 30

（六）幼儿园秋季膳食营养食谱（双周）

餐次 日期	早餐		上午间餐 （g）	午
	食谱	食物重量（g）		食谱
星期一	面包片 香浓核桃奶 煎鸡蛋	面包片 40 核桃仁 10　红枣 5 奶粉 20　鸡蛋 60	香蕉/小橘子 150	大米饭 酸菜龙利鱼 西芹腐竹 银耳雪梨汤
星期二	疙瘩汤 蔬菜饼	面粉 50　西红柿 20 鸡蛋 50　西葫芦 20	火龙果/梨 150	紫米饭 熘豆腐 蒜薹炒肉 菠菜汤
星期三	红豆山药粥 香菇油菜包	大米 10　山药 10 红豆 5　面粉 30 香菇 10　油菜 50	哈密瓜/猕猴 桃 150	红豆米饭 虾仁豆腐 白灼芥蓝 紫菜蛋花汤
星期四	奶油馒头 红枣核桃糊 凉拌小菜	奶粉 20　面粉 30 大米 10　核桃 5 红枣 2　燕麦 5 土豆丝 50	苹果/火龙果 150	山药米饭 鱼香肉丝 香菇油菜 银耳雪梨汤
星期五	鸡蛋饼 山药粥 凉拌小菜	面粉 30　鸡蛋 25 大米 10　山药 10 西芹 30　核桃 10	梨/香蕉 150	什锦米饭 番茄牛腩 蒜蓉西蓝花 黄瓜鸡蛋汤

餐		下午间餐	晚　餐		
食物重量（g）		（g）	食　谱	食物重量（g）	
大米 50	龙利鱼 40	牛奶 200 mL/ 杏仁 15	雪菜包子 小米红豆粥	面粉 30　雪菜 60 胡萝卜 20　猪肉 10 虾仁 2　葱 2 小米 10　红豆 5	
酸菜 20	西芹 80				
腐竹 30	银耳 10				
雪梨 30	蜂蜜 5				
大米 40	紫米 10	酸奶 200 mL/ 腰果 15	佛手包 排骨海带汤 炒圆白菜	面粉 30　豆沙 20 排骨 50　海带 20 香菜适量 圆白菜 70	
白菜 100	豆腐 50				
蒜薹 80	肉 30				
菠菜 20					
大米 40	红豆 5	牛奶 200 mL/ 松子 15	蒸饺 玉米面南瓜粥	面粉 30　白菜 80 猪肉 20　胡萝卜 20 玉米面 10　南瓜 15	
虾仁 10	豆腐 50				
芥蓝 100	鸡蛋 20				
紫菜 20					
大米 40	山药 10	酸奶 200 mL/ 核桃 15	蔬菜挂面汤 荷包蛋	挂面 40 油菜 100 鸡蛋 1 只	
精肉 30	胡萝卜 10				
姜适量	青椒 10				
木耳 2	香菇 10				
油菜 80	银耳 10				
雪梨 80					
大米 40	胡萝卜 10	牛奶 200 mL/ 腰果 15	奶香小花卷 莲子百合粥 卤猪肝 拌小菜	面粉 20　奶粉 20 百合 10　莲子 10 大米 20　猪肝 30 圆白菜 30	
豌豆 10	鸡蛋 10				
牛腩 50	番茄 80				
西兰花 60	黄瓜 100				
鸡蛋 25					

（七）幼儿园冬季膳食营养食谱（单周）

餐次 日期	早餐		上午间餐 （g）	午
	食 谱	食物重量（g）		食 谱
星期一	糊塌子 豆奶	面粉 30 西葫芦 5 鸡蛋 20　胡萝卜 20 豆奶粉 30	香蕉/橙子 150	红豆米饭 上汤娃娃菜 羊肉萝卜汤
星期二	蛋糕 花生牛奶 拌白菜心	蛋糕 50 花生牛奶粉 30 白菜心 30	火龙果/梨 150	紫米馒头 肉末豇豆 虾皮小油菜 小米汤
星期三	小花卷 地瓜粥 五香鹌鹑蛋 海带丝	面粉 30　地瓜 10 小米 10　鹌鹑蛋 20 海带丝 40	香蕉/猕猴桃 150	二米饭 芋头炖排骨 番茄菜花 萝卜丝
星期四	黄金发糕 八宝粥 茶叶蛋	面粉 20　玉米面 10 枣 5　　八宝米 20 鸡蛋 50	苹果/火龙果 150	金银饭 红烧带鱼 素炒银芽 虾皮冬瓜汤
星期五	肉末菜粥 芝麻卷	大米 15　精肉 5 小白菜 10　面粉 30 黑芝麻 2	梨/西红柿 150	红豆米饭 茶树菇炒肉 白灼芥蓝 西红柿蛋花汤

餐	下午间餐	晚　餐	
食物重量（g）	（g）	食　谱	食物重量（g）
红豆5　大米40 娃娃菜100　火腿10 粉丝10　羊肉50 白萝卜60 胡萝卜30	牛奶200 mL/ 杏仁15	雪菜肉丝面 炝拌莴笋丝	挂面40　雪菜50 肉丝20　木耳3 莴笋60　香油适量
面粉30　紫米20 肉30　豇豆60 油菜80　虾皮5 小米10	酸奶200 mL/ 腰果15	花卷 平菇肉片 黄瓜紫菜汤	面粉50　平菇70 鸡肉20　黄瓜20 紫菜香菜适量
大米40黑米10 排骨50　芋头30 白菜花80 番茄适量 萝卜丝40	牛奶200 mL/ 松子15	梅菜肉包 红枣核桃粥	面粉30　梅菜60 精肉20　红枣3 核桃5　大米10
大米30　　小米15 带鱼60　绿豆芽80 青椒20　虾皮2 冬瓜40	酸奶200 mL/ 核桃15	米饭 鱼丸白菜汤	大米50　鱼肉25 白菜50　粉丝5
大米40　红豆10 茶树菇60 猪瘦肉30　芥蓝70 西红柿40 鸡蛋30	牛奶200 mL/ 腰果15	饺子 凉拌小菜 面汤	面粉40　肉30 白菜50　韭菜10 西芹50　豆腐干25

（八）幼儿园冬季膳食营养食谱（双周）

餐次 日期	早餐		上午间餐 （g）	午 食谱
	食谱	食物重量（g）		
星期一	面包 香浓核桃奶 煮鸡蛋	面包 40　核桃仁 10 红枣 5　奶粉 20 鸡蛋 50	香蕉/橙子 150	红豆米饭 糖醋藕丁 香菇鸡汤
星期二	蛋奶吐司 玉米面粥 煎鸡蛋	面粉 30　奶粉 20 玉米面 10　鸡蛋 60	火龙果/梨 150	紫米饭 冬笋焖肉 白菜豆腐汤
星期三	烧卖 芝麻糊 五香鹌鹑蛋	面粉 20　大米 30 肉末 10 大米 10　黑芝麻 10 鹌鹑蛋 30	香蕉/猕猴桃 150	红豆米饭 肥牛金针菇 丝瓜汤
星期四	小笼包 红枣核桃糊 凉拌小菜	面粉 20　猪肉 20 香菇 20　大米 10 核桃 5　红枣 2 燕麦 5　芹菜 10 花生米 5	苹果/火龙果 150	红薯米饭 清炒圆白菜 萝卜羊肉汤
星期五	蔬菜饼 红薯粥 凉拌小菜	面粉 30　西葫芦 25 大米 10　红薯 10 圆白菜 50	梨/西红柿 150	蛋炒饭 黑椒牛肉 菠菜蛋汤

餐	下午间餐	晚　餐	
食物重量（g）	（g）	食　　谱	食物重量（g）
大米 40　红豆 10 莲藕 80　香菇 20 鸡腿肉 50	牛奶 200 mL/ 杏仁 15	芋头米饭 清蒸龙利鱼 莴笋丝 油菜汤	芋头 20　大米 40 龙利鱼 40　莴笋丝 60 油菜 30
大米 40　紫米 10 冬笋 50　肉 50 白菜 100　豆腐 50	酸奶 200 mL/ 腰果 15	豆沙包 青椒鸡肉丝 虾皮萝卜粉 丝汤	面粉 40　豆沙 10 青椒 80　鸡肉 25 虾皮 5　白萝卜 50 粉丝 20
大米 40　红豆 5 肥牛 30　金针菇 50 丝瓜 50　鸡蛋 20	牛奶 200 mL/ 松子 15	蒸饺 玉米面南瓜粥	面粉 30　白菜 50 猪肉 20　胡萝卜 20 玉米面 10　南瓜 15
大米 40　红薯 10 圆白菜 100　萝卜 50 羊肉 50	酸奶 200 mL/ 核桃 15	鱼丸米线	米线 50　鱼肉 50 胡萝卜 30　绿豆芽 20 黄豆芽 20　芹菜 30
大米 40　黄瓜 30 鸡蛋 45　牛肉 40 洋葱 50 菠菜 80	牛奶 200 mL/ 腰果 15	奶香小花卷 猪肝粥 白灼芥蓝	面粉 30　奶粉 20 猪肝 20　大米 20 香葱少许　芥蓝 80

参考文献

陈荣华，赵正言，刘湘云，2017. 儿童保健学 ［M］. 南京：
　　江苏凤凰科学技术出版社.

胡小琪，孟丽苹，马冠生，等，2015. 农村学生营养改善措施
　　的成本—效益分析：以校园豆腐加工为例 ［J］. 中国食物
　　与营养，21（4）：23-26.

胡小琪，孟丽苹，马冠生，等，2015. 农村学生营养改善措施
　　的成本—效益分析：以校园种菜为例 ［J］. 中国食物与营
　　养，21（3）：19-22.

GB 19302—2010. 食品安全国家标准　发酵乳 ［S］. 北京：中
　　华人民共和国卫生部. 2010.

黎海芪，2016. 实用儿童保健学 ［M］. 北京：人民卫生出
　　版社.

李海芸，刘恋，2018. 学前儿童卫生与保健 ［M］. 南京：南
　　京大学出版社.

李婉萍，Mini cook 迷你酷食育工作室，2016. 让孩子学着爱
　　上吃蔬菜 ［M］. 台北：城邦（马新）出版集团.

廖文科，2001. 日本学校营养午餐的沿革与现状 ［J］. 中国学
　　校卫生（1）：5-6.

刘民权，俞建拖，2008. 贫困地区寄宿制小学学生营养改善项
　　目报告：儿童营养改善的国际比较 ［M］. 北京：中国发展
　　研究基金会.

马冠生，2006. 我国儿童少年营养与健康状况［J］. 中国学校卫生，27（7）：553-555.

马冠生，2008. 中国儿童少年营养与健康报告2008［M］. 北京：中国人口出版社.

马冠生，2013. 我国学生营养状况及相关营养改善政策［J］. 中国学校卫生，34（6）：641-643.

马冠生，2014. 我国学生营养状况及改善措施［J］. 中国学校卫生，35（5）：641-642.

孟丽苹，张倩，马冠生，等，2015. 农村学生营养改善措施的成本—效益分析：以校园养猪为例［J］. 中国食物与营养，21（2）：28-31.

任旭红，金莅颖，2000. 对比日本小学生营养午餐浅析我国小学生营养餐推广中遇到的问题［J］. 中国公共卫生，16（1）：56-56.

宋媛，贺永琴，2015. 食育从儿童抓起：让食育走进教育视野［M］. 上海：上海社会科学院出版社.

苏宜香，2016. 儿童营养及相关疾病［M］. 北京：人民卫生出版社.

孙朝琪，2012. 孙教授育儿营养经［M］. 北京：中国轻工业出版社.

藤森平司，2014. 食育：从摄取营养到重视饮食行为［M］. 孔晓霞，译. 北京：当代中国出版社.

王雁，2018. 学前儿童卫生与保健［M］. 北京：人民教育出版社.

王友发，孙明晓，杨月欣，2019. 中国肥胖预防和控制蓝皮书［M］. 北京：北京大学医学出版社.

谢菲，2012. 美国中小学营养午餐计划对我国的启示［J］. 管理工程师（2）：58-60.

徐海泉，2012. 儿童肥胖干预措施的经济学评估研究进展
[J]. 中国慢性病预防与控制，20（1）：93-95.

张倩，孟丽苹，马冠生，等，2015. 农村学生营养改善措施的
成本—效益分析：校园奶牛养殖 [J]. 中国食物与营养，
21（1）：16-19.

中华医学会儿科学分会儿童保健学组，2015. 中国儿童体格
生长评价建议 [J]. 中华儿科杂志，53（12）：887-892.

中国营养学会，2016. 中国居民膳食指南（2016）[M]. 北
京：人民卫生出版社.

中国营养学会膳食指南修订专家委员会妇幼人群指南修订专
家工作组，2017. 学龄前儿童膳食指南（2016）[J]. 临床
儿科杂志，35（2）：158-160.

中华人民共和国卫生部，2013. 中国0~6岁儿童营养发展报
告（节录）[J]. 营养学报，35（1）：1-4.

中华医学会内分泌学会肥胖学组，2011. 中国成人肥胖症防治
专家共识 [J]. 中华内分泌代谢杂志，27（9）：711-717.

中华预防医学会儿童保健分会，2019. 中国儿童钙营养专家
共识（2019年版）[J]. 中国妇幼健康研究，30（3）：
262-269.

周爱光，陆作生，2008. 中日学生体质健康状况的比较及其启
示 [J]. 体育学刊，15（9）：1-7.

周晓燕，2008. 烹调工艺学 [M]. 北京：中国纺织出版社.

AFRIDI F，2010. Child welfare programs and child nutrition：Ev-
idence from a mandated school meal program in India [J]. Jour-
nal of Development Economics，92（2）：152-165.

CALIS J C，PHIRI K J，FARRAGHER E B，2008. Severe anaemia
in Malawian children [J]. N Eng J Med，358（9）：888-999.

CHAKRABORTY T，JAYARAMAN R，2016. School Feeding and

Learning Achievement: Evidence from India's Midday Meal Program [M]. Social Science Electronic Publishing.

CLARK M A, FOX M K, 2009. Nutritional Quality of the Diets of US Public School Children and the Role of the School Meal Programs [J]. Journal of the American Dietetic Association, 109 (2 Suppl): 44-56.

EVANS C E L, HARPER C E, 2009. A history and review of school meal standards in theUK [J]. Journal of Human Nutrition and Dietetics, 22 (2): 89-99.

FAVOUROSAZUWA, OGUNTADE MICHAEL AYO, PAUL IMADE, 2011. A significant association between intestinal helminth infection and anaemia burden in children in rural communities of Edo state, Nigeria [J]. N Am J Med Sci, 3 (1): 30-34.

HOLICK M F, BINKLEY N C, BISCHOFF-FERRARI H A, et al. , 2012. Evaluation, treatment, and prevention of vitamin D deficiency: an Endocrine Society clinical practice guideline [J]. National Guideline Clearinghouse, 96 (7): 1911.

JOMAA L H, MCDONNELL E, PROBART C, 2011. School feeding programs in developing countries: impacts on children's health and educational outcomes [J]. Nutr Rev, 69 (2): 83-98.

MENG L, XU H, MA G, et al. , 2013. The Costs and Cost-Effectiveness of a School-Based Comprehensive Intervention Study on Childhood Obesity inChina [J]. PLoS One, 8 (10): e77971. doi: 10. 1371/journal. pone. 0077971.

MOFFAT T, THRASHER D, 2016. School meal programs and their potential to operate as school-based obesity prevention and nutrition interventions: case studies from France and Japan

[J]. Critical Public Health, 26 (2): 133-146.

POPKIN B, HORTON S, KIM S, 2001. The nutrition transition and prevent ion of diet related chronic disease in Asia and pacific [M]. ADB Nut rition and Development Series, No. 6, Asian Development Bank: 39-40.

ROSS J, CHEN C M, HE W, et al., 2003. Effect of malnutrition on child survival in China as estimated by PROFILES [J]. Biomed Envi Sci, 16: 187-193

SHAH N, 2016. USDA Rules Give School Meals a Healthy Makeover - EducationWeek [M]. Education Week.

STEIN A D, THOMPSON A M, WATERS A, 2005. Childhood growth and chronic disease: Evidence from countries undergoing the nutrition [J]. Mater Child Nutr, 1 (3): 177-184.

UNICEF, 1995. The state of the world's children 1995 [M]. New York: Brodock Press.

UNICEF, 1998. The state of the world's children 1998 [M]. Oxford: Oxford University Press.

UNICEF, 2005. The state of the world's children 2006 [M]. New York: Brodock Press: 5-6.

WEINREB L, WEHLER C, PERLOFF J, et al., 2002. Hunger: its impact on children's health and mental health [J]. Pediatrics, 110: e41.

WHO. 2015. Guideline: Sugars intake for adults and children [M]. Geneva. World Health Organization.

WORLD HUNGER EDUCATION SERVICE, 2013. 2013 World Hunger Poverty Facts and Statistics.

致　谢

　　本书能够付诸出版，是农业农村部食物与营养发展研究所的大力支持的成果。在编写过程中得到联合国世界粮食计划署、中国科学院地理科学与资源研究所、兰州大学公共卫生学院等单位的指导和帮助。感谢联合国世界粮食计划署姜晗老师在学龄前儿童营养宣教活动和中国科学院地理科学与资源研究所刘晓洁老师在食育实践研究方面给予的支持。借此机会向上述单位和个人表示衷心感谢。

　　希望本书能够为从事学龄前儿童教育、营养、食育等方面工作的朋友提供一些帮助。由于编写时间仓促、涉及内容繁多，书中难免存在不足和疏漏甚至错误。在此，我们既诚恳地希望得到社会各界和专业人士的理解和支持，更热切地欢迎大家对本书提出批评、意见和改进建议，以便我们今后进一步完善提高。

著　者

2021 年 10 月